U0165439

當代瑜伽教學

Teaching Contemporary Yoga:
Physical Philosophy and Critical Issues

國際知名瑜伽大師親授，從教學到經營，
以嶄新的方式實踐理論、技巧與練習

愛德華·克拉克（Edward Clark）、勞瑞·格林博士（Laurie A. Greene）———— 著

Routledge
Taylor & Francis Group

NEW YORK AND LONDON

關於當代瑜伽教學

當代瑜伽教學是以新穎的方式理解、練習並教授現代瑜伽給全世界的人。兩位作者利用不同學術領域的觀點，提供現行狀態下的現代瑜伽分析，以及未來實驗與創新的可能性。其著重人類學、表演、具體化理論，將瑜伽實踐理解為一種轉換、具潛力的強力儀式，以及沉浸於創造意義過程的文化產物。他們提出獨到的分析，以大多未經檢視的哲學對照**體位**（*Asana*）與**流動瑜伽**（*Vinyasa*），並想像透過卓越教學，邁向一個瑜伽進化、充滿活力的未來。

不同於其他針對瑜伽的著作，作者批判現行瑜伽實踐的減少與功利主義，並根據目前的科學知識與方法，為教學及練習提供一條著重於活力的道路。加上西方當代瑜伽的理論觀點與分析，在個人主義、唯物主義為核心價值的社會裡，作者針對其中的瑜伽教學挑戰，提供了實際應用方法。反映與實現的開放式練習，也讓讀者有機會針對教學及個人實踐學到的部分進行應用。對任何一個研究瑜伽的學者、老師、修習者來說，本書都是必備指南，也是當代教師訓練的必要良伴。

本書作者

愛德華・克拉克（Edward Clark）

是倫敦「三維秘舞」（Tripsichore）瑜伽劇團的創辦人與藝術總監，也是國際知名的進階瑜伽技巧與哲學老師。

羅利・A・格林（Laurie A・Greene）

博士是斯托克頓大學的人類學副教授，也是位於紐澤西的「瑜伽九」（Yoga Nine）工作室負責人。她從事臨床工作，並已發表多篇瑜伽理論文章。

目錄 ————————————————————————————————

書中圖片列表   005

前言：特別注意翻譯問題   007

致謝辭   012

梵文術語詞彙表   014

本書概念介紹   016

CHAPTER 1   瑜伽的人體哲學：體位（Asana）與流動瑜伽（Vinyasa）   025

CHAPTER 2   瑜伽教學：方法論、意義、儀式   063

CHAPTER 3   瑜伽的身體實踐：理論、方法、技巧與形式   093

CHAPTER 4   瑜伽教學：教學或不教學   135

CHAPTER 5   有效的瑜伽老師：找到你的聲音   171

CHAPTER 6   瑜伽老師的社會批判問題：界限與範圍   199

CHAPTER 7   瑜伽實踐的未來   235

TEACHING
CONTEMPORARY
YOGA

書中圖片列表

2-1　魔法陣：儀式示意圖 　　　　　　　　　　　　　*067*

3-1　坐姿前彎式修正 　　　　　　　　　　　　　　*109*

3-2　主要動力鏈 　　　　　　　　　　　　　　　　*111*

3-3　椅式與閉鎖鏈 　　　　　　　　　　　　　　　*112*

3-4　戰士一式姿勢 　　　　　　　　　　　　　　　*114*

3-5　扭轉側角式 　　　　　　　　　　　　　　　　*114*

3-6　旋轉及脊椎側屈法則 　　　　　　　　　　　　*118*

特別注意翻譯問題

    像瑜伽如此具錯綜複雜傳統的書籍，在書寫上會面臨許多挑戰。瑜伽的定義在東西方的脈絡中一直有所爭議。儘管印度教已聲稱瑜伽來自其文化，但大部分梵語學者的近期分析指出，根據佛經記載，最早的物理實踐（**哈達瑜伽**〔*hatha yoga*〕）可能源自佛教（Mallinson, 2019）。瑜伽的文化挪用主張已屢見不鮮，好比 HAF（美國印度教基金會〔Hindu American Foundation 2020〕）與其他單位反對西方人自稱做的是瑜伽，而他們的「拿回瑜伽」活動也主張，所有瑜伽形式皆有其根源，即源自印度的宗教傳統。大部分瑜伽學者有力地指出，瑜伽並非宗教，而是尋找靈性終點的哲學傳統，且已持續以許多宗教傳統之外的脈絡實踐。在書寫這本書的過程中，我們對這些主張審慎處理，但也同意安德烈亞・賈恩（Andrea Jain）於其著作《暢銷瑜伽》（*Selling Yoga*）所提：「瑜伽是一種複雜的文化產物，而且持續隨情境變化，所以並沒有所謂的『合理的』、『真正的』、『真實的』或『原本的』傳統，只有環繞瑜伽這個名詞所組織出來的情境想法與實踐。」（2015, xvi）我們在這裡描述的是，在大多數西方情境中教授的瑜伽身體實踐的一種表現形式。

    瑜伽哲學很複雜，且擁有各種面向的歷史軌跡。其哲學發展無清晰路

線，但卻是許多未經理解、各種競爭傳統的結果。哲學猜想與實踐無疑在文字出現前就已開始，而文字通常也會應用難以理解的隱喻，或以可高度釋義的編碼格言組成。許多文字指出，遠古以前，教師的理論與實踐已被他們的學生所解析。[1]

　　語言並非靠書頁得以流傳，而是透過說話者的複雜溝通傳遞意義；寫作則是設計來透過符號記錄語言的集合。考古學家都熟悉，要將寫作語言當作文化歷史的可靠記錄是有其限制的，特別是古老的寫作系統甚至顯示會刻意限制功能（例如禮拜儀式）。當學者試圖在現代拼湊涵義時，需將古老梵語翻譯及口譯。梵語是仍通行的語言[2]，譯者也很清楚，作為一個活生生的實體，語言一直在改變，這也代表意義是多元且受情境所左右。我們在本書選擇使用「梵文術語」，並根據我們自己的瑜伽實踐及其他翻譯，以現代感覺釋義。在諸多情況下，這些解釋的意義是根據大眾使用而來。好比說，大部分的梵語語言學家將 *Asana* 翻譯為「穩固的座椅」，但在現代瑜伽實踐的情境中，卻被廣泛意指「**姿勢**」。同樣的，哲學家迦毘羅（Kapila）所描述的哲學概念如 *purusha* 與 *prakriti*，被認為是指**意識**，但沒有特定知識顯示當時的人們如何理解意識。[3] 我們尊重這些傳統，並決定以現代理解解釋、定義這些術語，並認定為西方情境中可行的哲學結構。我們絕無意圖斷絕這些哲學、起源曾被提及的東方根源。

　　我們試圖在本書中以受「藝術哲學」影響極深的觀點教導瑜伽。為此，我們的許多決定在一開始可能令人有些疑惑。瑜伽有許多微妙之處，包羅萬象，卻並非精細、綜觀，特別是人們對個別途徑的確實性都十分堅定。在當代物理實踐中有兩種分明的定位，但就意圖與目的來說，兩種都

無法脫離對方而存在。在本書中，我們稱之為**流動瑜伽**（*Vinyasa*）與**體位**（*Asana*）。

Vinyasa 文字上的翻譯是「**以特別方法放置**」，而該術語若以白話來說明時，意指一種根據持續動作、呼吸引導的實踐風格。我們將它與「體位」實踐相比較，而根據本書的目的，我們將體位描述為「渴望達到物理（及心靈）上的靜止」；在哈達瑜伽文獻中，則代表練習某些動作的維持性。[4] 當某人說：「我在練習**體位**」，其實代表「我在練習姿勢，而不是某個姿勢到某個姿勢的變換動作」。相反地，若修習者提到：「我在練習**流動瑜伽**」，指的一定是「某種移動練習」。我們認為兩種實踐方法都是依據體驗某種難以形容與審美富足的可能性而成。「美」對每個人來說都是獨特的，且非欣賞的標的，因此我們希望闡明方法，並透過瑜伽實踐培養難以形容的美感，並將其與許多「真實的」瑜伽形式——自我與現實的知識相比較。

姿勢的命名也引發許多待釐清的惱人問題。不論是梵語或英語的名稱，都隨著正統說法及個人修習者而有所不同。本書以英語書寫，因此若大部分姿勢以此方式描述，可在無梵文術語或梵語無法描述時提供一定的清晰度。故除了少數情況之外，我們主要以英語指稱姿勢。古老的瑜伽修習者宣稱力量的取得（*siddhis*）、飄浮或治癒所有疾病的能力，或是「精微體（subtle body）」的法典化等，都在在挑戰現代敏感度與可論證的科學知識。我們決定將這些現象解釋為「隱喻的」，否則則需要遺棄科學性的世界觀。例如，當你專注於身體並透過中心、脊椎抬升時，修習者可能會有「輕盈（lightness）」的感覺，這或許就是古代瑜伽修習者指的「飄

浮（levitation）」。為了讓觀點與科學、西方文化世界觀一致，我們也決定將這些概念視作並定義為**隱約剖析**（*koshas*、*chakras*、*nadis*），而非以字面涵義理解。這並不是說操作此能量身體的技巧較無效果，只是其想像力大於實證。因此我們在西方情境下重新解釋 *pratyahara*、*dharana*、*dhyana*，意圖整合想像力與實證。綜上所述，這裡重新釋義的哲學宗旨與瑜伽實踐，在印度文化經長久歷史的發展，而在西方扎根的時間較短。我們的分析認知到這件事實，並渴望根據現代科學及文化現實，延續這段豐富的哲學對話。

英語翻譯中對梵文術語的使用，以及這些定義不變的主張，掩飾其內在梵語的變化性與翻譯至英語後的解析。語言是一種符號，即想法的表述，而寫作則是可於之後分析的語言使用記錄。過於呆板地使用術語只會使它們脫離其來源的豐富性，畢竟其重視的是歷史性而非思想的演變。

注釋

1. 《契經》（*Sutras*）是不完整的句子，也是賢者教誨的簡略表達。這些內容皆應由大師（guru）解析給自家學生。而文本描述上刻意較為含糊。每個原始冊卷都因其解析者而聞名，例如：《瑜伽經》（*Yoga Sutra*）歸功於巴坦加里（Patanjali）、《Hatha Yoga Pradipika》歸功於斯瓦特瑪拉摩（Svātmārāma），以及阿闍黎一派（Acharyas'），特別是商羯羅一派（Shankaracharya's）對《摩訶婆羅多》（*Mahabharata*）的解析等。
2. 活著的語言指的是被一個社交群體講述的語言。在使用的過程，其意義會與該社交群體互動的其他語言協調，並受到影響。舉例來說，泰盧固語（Telugu）就影響

了印度南方講述的梵語。儘管人們試圖編纂與限制，但語言仍不可避免會隨時間改變（Jamal Jones，個人聯繫，2020 年 10 月 19 日）。

3. 「意識」的模糊本質使其有諸多解釋。神我（Purusha）是否為「靈魂」、「精神」、「個人」、「人類、理解者」等？而原質（Prakriti）被定義為「本質」或「物質」，因此同樣有模糊的性質。自然根源（Mulaprakriti）則為「原始的」、「基本的」或「原本的」，且同時代表「存在於自然之中的事物」（Sinha, 1986: 29）。

4. *Hatha Yoga Pradipika*、*Gheranda Samhita*、*Siva Samhita* 等。

參考文獻

· Hindu American Foundation（HAF）website. Accessed 10 December, 2020. www.hinduamerican.org/projects/hindu-roots-of-yoga

· Jain, Andrea. *Selling yoga: from counterculture to pop culture.* Oxford: Oxford University Press, 2015.

· Mallinson, James. "The Tantric Buddhist roots of Hatha Yoga." *Advaya.* Accessed 19 April, 2019. https://advaya.co/read/2019/04/19/the-tantric-buddhist-roots-of-hatha-yoga

· Sinha, Phulgenda. *The Gita as it was: rediscovering the original Bhagavad Gita.* La Salle: Open Court, 1986.

致謝辭

這本書能發行，多虧了許多人的幫助。我們特別感謝閱讀並評估初稿的人。閱讀未完成版的書籍其實很浪費時間，也未必讓人滿意。有些人即使與我們並不相識，卻依然釋出強大善意，有些則彰顯長遠友誼的耐心，如以下的朋友：馬丁·麥克杜格爾（Martin McDougall）、約瑟夫·阿爾特（Joseph Alter）、莎拉·史特勞斯（Sarah Strauss）、安雅·福克森（Anya Foxen）、大衛·萊弗（David Life）、安娜·福雷斯特（Ana Forrest）、埃里希·希夫曼（Erich Schiffmann）、賈馬爾·瓊斯（Jamal Jones）、杭特·杜德凱維奇（Hunter Dudkiewicz）、珍妮·克莉絲汀（Yenny Christine）以及安德魯·艾普勒（Andrew Eppler）。他們的評論與貢獻是無價的。

在教學的過程中，你也會從學生身上學到東西，這也算老生常談了。在理想的情況下，我們會定期針對基本的前提重新審查，但有時也會因為他們持不同的意見而觸發該過程；這些會強迫你重新省視看起來理所當然、不需解釋、毋須重新考慮的教材。我們十分感謝已經參加課程數年的學生，有些是充滿熱誠（藉由我們教學的內容）的實驗者，有些則會提出質疑，使我們闡明自身想法。這份感謝同樣也要獻給我們各自的老師，他們放手讓我們去實驗，並透過批判與鼓勵，幫助我們以自己的方式建構與釐清瑜伽的相關思維。

TEACHING
CONTEMPORARY
YOGA

我們也要大力感謝許多對我們表達的結構、思維追求有所貢獻的同事：伊莉莎白・康納利（Elizabeth Connally）、妮基・杜蘭特（Nikki Durrant）、吉里斯・拉比諾維奇（Giris Rabinovitch），以及各個過去跟現在的三維秘舞（Tripsichore）表演者與製作人，還有經過我們訓練成為老師的人——這些人都已創造出自己的一套教學、哲學、實踐解析。

我們也想對負責本書插圖的莎朗・加蘭（Sharon Garland），與我們傑出的攝影師好友保羅・鄧普斯（Paul Dempsey）致謝。同時也感謝發行商安娜・摩爾（Anna Moore），多虧她決定採納我們的原稿，以及協助這本書發行的羅德里奇出版（Routledge）員工。最後想謝謝我們的父母吉姆、凱蒂・克拉克（Jim, Katie Clark）與馬林、歐文・格林（Marlyn, Irwin Greene），感謝他們對我們不平凡、甚至有時帶點挑戰的興趣與生涯抉擇，抱持堅定不移的支持。

梵文術語詞彙表 [1]（字面翻譯）[2]

梵文	翻譯
體位（*Asana*）	「坐著」、「座位」、「姿勢」
梵（*Brahman*）	神聖話語、絕對的／永恆的現實
集中（*Dharana*）	「支持」、「忍耐」、「專注或專心」
禪定（*Dhyana*）	「冥想」、「反映」、「視覺化／想像」
一境性（*Ekagrata*）	「（字面上）單一指向」、「單一心智」、「專注」
業力（*Karma*）	「動作（特別指儀式類的）」、「動作的影響」、「動作目的」
幻覺（*Maya*）	「幻象」、「魔法」、「魅力」
根（*Mula*）	「根莖」、「根源」、「基礎」、「原始」、「原因」
涅槃（*Nirvana*）	「（字面上）吹熄」、「滅火／滅絕」、「停止」、「極樂／幸福／狂喜」
造化勢能（*Prakriti*）	「創作或創意」、「本質」
生命能量（*Prana*）	「氣流」、「呼吸」、「生命力量」
呼吸法（*Pranayama*）	「呼吸限制」、「呼吸控制」
感官收攝（*Pratayahara*）	「退出」、「（重新）吸收」、「壓縮」

梵文	翻譯
純意識（*Purusha*）	「人類」、「人」、「存在」、「靈魂」
三摩地（*Samadhi*）	「完成或成就」、「強烈或終極沉思」、「最終休息地點（或墓地）」
攤屍式（*Savasana*）	「像屍體一樣坐著、彷彿死了一般」
飛升（*Uddiyana*）	「上提」（肚臍以下三指處）
勝利呼吸法（*Ujjayi*）	「征服、勝利」
流動瑜伽（*Vinyasa*）	「放下」、「安排」
瑜伽（*Yoga*）	「結合」、「加入」、「連繫／連結」、「實踐或套用」、「努力」、「魔法」

注釋

1. 每一章裡，根據本書解析的梵文術語，皆會以斜體字表示。
2. Jamal Jones, p.c. 2020 年 10 月 21 日。

本書概念介紹

批判性接受（**Critical Acceptance**）

在撰寫教學書籍時，與其他任何需要實際應用的書一樣，需要制定許多決策。就本書的情況來看，這些決定源自教授瑜伽的最佳實踐，或對於任何訓練、必備內容的信念。瑜伽的姿勢教學有一定的基本「規則」，同時也必須遵守其根本結構、功能上的概念，但這些規則能以各式各樣的方法體現。許多瑜伽教學文獻將這些規則視為「指令」，他們告訴你「如何做」，並保證當你逐字跟著做時，就能獲得成功。然而，這些規則卻有其他疑慮，因為它們告訴你的是**規範性**的指示，而非**描述性**的說明。「描述性的說明」會要求學生（或從事教學的學生）去理解潛在的原則，並以個人的方式遵循，而這些方式則會依照個人的調查與試驗而有所不同。這種理論上的觀點稱作**批判性接受**，其實也就是批判性思考習慣的修正版。這種思維方式認為，人應該只接受可測試的假說，且透過測試，實驗者或許會根據結果維持、修正或遺棄有效假說，以改變他人思考，**批判性的思維是其中一種最能讓你與他人有所區分的技巧**。批判性思考可定義對知識（事實與意見）主動、持續、慎重的思考（Dewey 1933, 118）；它是展現信念與其理由的一種方式，也是學習如何有說服力、清晰表達，並評估普遍未解資訊的方法。在任何的討論中，人們會去考慮該爭辯的目的、被提出的問題、那項爭辯

所建構出的假設、源自其中的結論，以及這些結論帶來的後果。當你提出當下所處的狀況，必須確保完整、清楚地陳述你的觀點，並藉由拓展該狀況，在必要時闡述重點、展示例子，來表明核心。

如果沒有批判性思考與討論，那麼老師的假設，或任何一個學者、聖徒、老師的理論，不管再怎麼有名，終究只是一種**見解（*opinions*）**。當爭辯被理解（這是什麼？）、解釋（為什麼會這樣？）與展示（這是怎麼做的？）時，才能說服他人。不過當然，那些見解與感受仍然重要，但在有意義的交談中，它們背後必須有東西支持，而老師會將此行為展示給學生看，推動他們練習批判性接受：「聽我的理論，試著接受、測試它，再看看會形成些什麼。請你做筆記、探索，去相信過程，而不是相信我。」當在練習時（批判性接受最重要的就是練習），針對學生的提問，老師可能會不斷否認如「因為這就是順序」或「因為通常都是這樣教的」或「因為古儒吉說……」。透過探索、實驗，並根據針對**他們的**老師的假設，進行批判性探索，老師們將可建立自己的一套理論。因著對答案的探尋，他們接受、拒絕，或是修正理論。當問題並未解決時，**他們**會坦白地告知自己的學生，並將練習著重在更進一步的探索。透過**演繹**推理（*deductive* reasoning）的過程，假說會經探索與測試。在瑜伽中，**歸納**推理（*inductive* reasoning）作為知識來源也同樣重要。修習者可透過實踐經驗產生假說。當觀點或假設被提出，之後便可於批判性接受的實踐中檢視、測試、修正。

再釐清一點，設定順序（sequences）本質上來說並非規定，畢竟這些順序可能會以許多不同的方式教授，就像順序變化可能會以嚴格規定的觀

點進行教學。我們在這裡鼓勵的是教學基礎中持續的理論評估，以及隨之而來用以發展、闡述、實踐此理論的方法與技術。本書的觀點在於，若只用「規範性方法」會抑制學習、鼓勵機械式模仿，並且缺乏質疑，這將導致非彈性、停滯的紀律文化產生。

除了有用理論資訊的描述性展現（具體化、人體運動學、儀式、美學），這個決定也是為了讓展示「去個性化」。這本由兩名多年的瑜伽修習者／老師撰寫的教學書，似乎無可避免地會提到個人經歷，但本書並未包含作者的個人故事、挫折與啟示，屬稀少例外。相反地，本書呈現了作為批判性冒險家，其持續實驗的結果，並邀請老師與其他有抱負的老師參與。本書並無提供順序範本、標準調整、真言、課程主題或其他各種範本；而是透過看似截然不同的紀律、體現描述概念的開放式練習、強調批判性提問、創意問題解決等觀點的新奇展現，提供讓個人教師產生動力的資源。它告訴瑜伽老師應抱持主動的懷疑態度，尋找可透過物理實驗再現的可證實真理，以增進自我。簡單來說，本書遵循其他尋求真理的學科，透過應用科學方法來推動學科知識的發展。

各章概論介紹

第一章 瑜伽的人體哲學：體位（Asana）與流動瑜伽（Vinyasa）

此章節主要介紹：瑜伽實踐是一種美學創作，並且是用來嘗試理解難以言喻事物的科學。此外也探討在「前蘇格拉底哲學」與「迦毘羅」時期

研究自然現象的方式，而這些都已發展為現代科學方法與當代美學。**造化勢能**（*purusha*）與**純意識**（*prakriti*）透過探討藝術時使用的概念以現代情境描述。而體位與流動瑜伽的不同十分顯著，當代哲學可明確說明兩者。重點在於人體試驗，人體試驗就像可作為一種探索與體驗哲學假說的機制，因此也被描述為**人體哲學**（*physical philosophy*）。透過這些假想，瑜伽被定義為**自我**（*Self*）與「現實」之間的關聯的研究。

▌第二章 瑜伽教學：方法論、意義、儀式

這章描述工具與理論觀點。瑜伽老師可能會透過將瑜伽實踐與教學建構為儀式，來建立穩固的教學方法。藉由儀式，修習者可使身體受苦的經驗產生意義，直到可在一個更大的信念體系下被整合，而這個體系將其位置解析為與現實（世界觀）本質有關。成功的老師作為儀式操作者，需要具備塑造課程的能力，這樣學生才能找到意義，否則就只是日常或含糊不清的動作與經驗。我們從人類學觀點描述儀式的發展階段，並在瑜伽課程與訓練情境下檢視。

▌第三章 瑜伽的身體實踐：理論、方法、技巧與形式

這章呈現各式提供基礎知識的工具，以教授任何風格的人體瑜伽，並探討身體動態的主要成分。我們以體現理論的概要、肌動學基礎、動作原則等，討論心靈與身體之間的關係。而**等級**（*levels*）概念以**近似教學**（*pedagogical approximation*）理論審視，與學生知識基礎課程一致。同時

也仔細介紹、描述四個教學的基本組成——**理論、方法、技巧**與**形式**，並建立其等級關係。這章也包含教學與學習的理論觀點應用。

▎ 第四章 瑜伽日常：教授或不教授

這章聚焦在瑜伽的流行對教學專業的影響、「瑜伽產業」興起，以及教師訓練課程的激增；人們討論瑜伽的各種面向與社會風俗（藥物、健康、靈性），還有其對修習者看待實踐、功效、用途等造成的影響。全球與地方定義瑜伽為理想「社群（community）」，這個想法受到嚴格檢視；我們也提到從實際（考慮到時間、興趣與毅力）與財務面來看，瑜伽教學負擔的困難度。

此章也清楚區分老師、修習者、學生，以釐清各個角色的不同需求。

▎ 第五章 有效的瑜伽老師：找到你的聲音

本章的開頭討論人物誌（persona）、演說（speech）與**聲音（*voice*）**的意義。聲音是經由探索過程精煉出來，並利用來表達人的**人物誌**。我們可在瑜伽社群中的爭議發現，那些環繞在教師與大師非真實聲音周遭的危險性。人們**演說**中的多元訊息會透過老師各種面向的展演被分析，特別是在語言的使用上。此章也提到，建立與維持客戶、工作室禮儀、專業風度等實務技巧，對自我實踐以及在老師針對學生與他們的經驗發展同理心來說十分重要。本章也詳述老師認知真實聲音影響力的同時，管理與維持真實聲音的細節。

第六章 瑜伽老師的社會批判問題：界限與範圍

本章討論瑜伽工作室及其他教學情境中的權力動態。我們會經由在領域與個人空間操作中發現的行為策略檢視師生之間的狀態。這同時也會考慮到支配與順從底下的涵義，以及是否適當運用在教學情境中。本章提到創造與維持適當界線的重要性，與侵犯這些界線的嚴重性（「身體支配（somatic dominance）」的關鍵問題）。機構、老師、工作室文化與「集團」會員等運用的權利，以及其在教學上的影響皆需嚴謹看待。此外我們也特別考量到觸碰的意義、觸碰的重要角色，與未來在瑜伽教學情境中的觸碰情形。

第七章 實踐的未來

瑜伽是種仰賴過去教學的訓練，其進程意味著在未來擁抱更多新進展。有鑑於科技發展、科學發現與文化轉變，這個章節試著想像瑜伽的未來樣貌。「瑜伽工作室」的未來與教學方式，會呈現出課堂、課程、工作坊、訓練形式的利弊。這裡探討了新科技在瑜伽教學與表演上的展望，也想像了美學的可能性。我們檢視創造現代實踐遺留給後世的條件。此章也呼籲持續的批判性提問與認知到體現、嵌入老師與修習者「研究」的必要性。而老師與修習者們皆希望調查並推動紀律進展。

▌附錄：反映與實驗

　　每章最後呈現的練習，提供各位反映與實驗。這些針對文字理論陳述的闡明，提供培養批判性接受的實務技巧，並鼓勵教師表達自己經充分研究的想法。這些練習是開放式的，可自由拓展，也沒有單一答案或解決方式，同時可重複練習。修習者與老師皆可利用，而這些練習也提供方法，幫助你連結增長個人實踐、教學實踐的知識。

關鍵問題

　　儘管人們在練習瑜伽時，可能單純將其視為健康或一般體健的系統，但這本書的前提告訴你「瑜伽不僅於此」，它同時也是一條發現更廣大真實的道路。在這樣的架構下，瑜伽是一種嚴格的紀律，並必須直接處理可能脫離正道的關鍵問題。當代瑜伽是一種世界級的現象，並已從其東方根源（若非「印度」）文化 [1] 散布到各處。因此，它已經進入一種融合（syncretism）的階段 [2]，這表示其實踐與解析已修正符合接收文化（receiving culture）的世界觀（所有經散播過程的實踐與信念同此）[3]。

　　我們並不會將這些改變視為「異端」，而是一種持續恆久過程的典範。就如安德烈亞・賈恩（Andrea Jain 2015）所提到的，瑜伽總是會適應其被實踐的各式情境。這個測試與重塑的過程可強化、精煉思考，而非墮落腐敗。本書希望人們能認知到不同的文化洞察有其貢獻與受限觀點，這些文化洞察以文化上的特定方式以及一連串存在的信念，去理解實踐瑜伽的意義所在。

此外，有些看起來平凡的問題，如教室互動的社交動態、建立客戶、修正意義，經常都會跟一些較為困難但並不緊迫的擔憂一起討論，像是界線的維持、接受陰謀論，以及身體支配等。我們針對這些論點仔細探究，以強調這些問題的重要性，以及老師處理困難課題的需求。這些主題都是教學的核心，若老師試圖避免接觸，反而必需自行承擔後果。然而，我們在教師訓練文獻中卻少見這些主題，而本書提供了一條途徑，來開啟這類討論。

嵌入與體現

每個文化的知識生產都是藉由不同的嘗試與實驗完成。雖然「科學」大多被想像為製造定量資料的事務，但這本書強調透過經驗[4]得出的定性資料之重要性，它同時也是瑜伽知識依據的原則。任何形式的參與觀察[5]都需要研究者將自己嵌入並體現在其實驗環境中。該方法能製造出高度有效的知識，而非軼聞（錯置卻經常被引用的評論）——該研究點與變數並未受到控制（跟在實驗室環境比起來），畢竟所有資料都很重要[6]。在此框架下，研究主題將透過實驗經驗進化並磨練。它會在參與研究者興趣到達頂端時自然顯現，而研究者的身體對研究來說是必要工具。實驗最大的敵人是瑜伽修習研究者的偏見，他們的洞察可能因偏好而有所限制。這也是為什麼人類學家、瑜伽修習者會對瞭解未知事物感興趣，而且一定要認知到過去的發現，但在沉浸於肉體探索時，仍維持對現有信念的察知。從嵌入式與體現研究而來的批判性接受與人體智慧可鼓勵自省，並向歷史上那些為了推進我們對轉瞬即逝事物的理解，而暫時擱置自身信念的反叛者致敬。

注釋

1. 「民族國家」觀念是在原始瑜伽及其他探索技巧幾百年後誕生出來的現代概念。同樣地,近期的研究質疑「印度為起源」的說法,畢竟最早為人所知的姿勢文本來自佛教徒(Mallinson 2020)。

2. 融合(Syncretism)是各種信念與實踐的結合或合併。詳見卡爾‧W‧恩斯特(Carl W. Ernst, April 2005)。恩斯特在此討論了蘇非派信徒(Sufis,一種伊斯蘭神祕傳統)已將瑜伽技巧套用到他們自己的精神目的上。

3. 擴散(diffusion)是指某個特點從一個文化或區域移動到另一個。擴散總是會涉及傳統融合,以讓採用的實踐能配合採用文化的世界觀。

4. 「定量研究」可得出數值資料(可數或可量化的事物);相反地,「質性研究」則會得出無法輕易簡化為定量(排名、精確測量)的描述性資料。

5. 參與觀察的民族誌方法起源於人類學領域,創立目的在於確保能透過直接於某現場中體現經驗而達到文化理解。這個過程包括參與每日的文化活動,並同時觀察其中的動作。田野調查不同於「沙發椅(armchair)」研究,它需要在自然環境中觀察現象。

6. 有效性(validity)是一種科學術語,用來測量研究發現反映其聲稱的現實程度。參與研究者會觀察現象自然發生,因此他們的自然現象資料看起來會比操作、受限的研究環境有效。

參考文獻

- Dewey, John. *How we think: a restatement of the relation of reflective thinking to the educative process.* Boston: D.C. Heath and company, 1933.

- Ernst, Carl W. "Situating Sufism and yoga." *Journal of the Royal Asiatic Society* (April 2005): 15-43.

- Jain, Andrea. *Selling yoga: from counterculture to pop culture.* New York: Oxford University Press, 2015.

- Mallinson, James. *James Mallinson on Tantric traditions and Haṭhayoga.* Video, Brown University, 19 April, 2019. Accessed, 8 February, 2020. www.youtube.com/watch?v=eUD2ni2U890.

1

瑜伽的人體哲學

體位（Asana）

與流動瑜伽（Vinyasa）

THE
PHYSICAL
PHILOSOPHY OF
YOGA

美學哲學（Aesthetic Philosophy）

　　美學哲學是一種感官洞察研究，它是評價美感和欣賞事物的方式。「美學（aesthetic）」一詞源自希臘文字「aesthesis（感知）」，該字由德國哲學家亞歷山大‧鮑姆加登（Alexander Baumgarten）在 18 世紀中期所創。這個詞的意思是「感知知識的科學」，但後來這術語很快地開始被限制使用在特定的地方，而且它的意思變成了「感知美的科學（the science of sensory beauty）」（Cooper 1997, 1）。奠基於感知訊息的過程，美學欣賞是人體瑜伽用以辨識物質真實性的必要途徑，但和超然的理解也有關聯。當代人體瑜伽實踐的美學在這裡被視為兩種主要技法——一個透過接近靜止，另一個則試圖持續流動。以靜止而言，就瑜伽的探勘及主張，大部分的文典對真正能實現它的技巧均缺乏明確說明。有一些文章更提到自然生起的「動作」像瑜伽那般流動。在現代瑜伽中，「靜止」通常是指**體位法（*asana*）**，而「動作」則與**流動瑜伽（*vinyasa*）**相關。這兩個術語將會在後續討論這些技巧時被廣泛使用。

　　毫無疑問，瑜伽的歷史哲學十分重要。然而，如果我們缺乏審慎的目光，它們可能會成為妨礙發展瑜伽實踐和哲學的障礙物。古文的箴言風格助長了傳釋，但當我們將這些傳釋套進實踐時，似乎顯示出一種根深蒂固的假設，即認定瑜伽的深奧問題都已獲得充分回答。不過，從另外的觀點來看，人體瑜伽的探索是不可或缺的人生探求，革新而具刺激性的資訊仍然持續被修正。本章的哲學性陳述，傳達了作者對實踐和教授瑜伽的經驗與理解（自 1970 年代開始）；它提出一個理論（之後章節會再探討**觀察的**

方法與技巧）來解釋這些經驗，並透過各種美學和歷史反映的真實現象來實驗。資訊被難以解釋、古老、複雜的哲學傳統圍繞歸因於瑜伽的諸多推測卻未被解決的傾向。以下陳述的美學哲學，是一個可以把現代、西方、科學觀點共冶一爐的精彩爭辯合理化，而不是放棄前人的瑜伽訓誡。

瑜伽與宗教

以人體的角度教授哲學，可能會被認為有問題。在當代瑜伽教室的環境中，哲學已與宗教觀點合併，或被視為討論多過於示範。我們值得花時間從思考「宗教與哲學的不同」開始。

各個宗教對看不見的領域、生物、權力都有一些定位，宗教假定超自然事物的存在（Stark and Bainbridge 1985, 3）。這些超自然存在的信念不需要被證明，或者可能被掩飾。相比之下，哲學的其中一個要求是，原則來源必須具備邏輯性，且得到結論的途徑是可論證的。大衛・路易斯・威廉斯（David Lewis Williams）與大衛・皮爾斯（David Pearce）建構了一個有用範例解釋宗教，這在很多面向上可幫助闡述瑜伽。其中有三個相互支持的觀點要去思考：**經驗、信念**以及**實踐**。他們主張：「**宗教經驗**是人類大腦在自然及條件誘發下運作，所創造出的一系列心理狀態」，而人們將這些經驗解釋成「與超自然的某種聯繫，但對他們來說非常真實……**宗教信仰**最初的起源，試圖將這些特定社會情況所衍生的經驗編纂出來」（Lewis-Williams and Pearce 2005, 25-27）[1]。信仰使宗教經驗具有意義。宗教習俗與信仰的表現方式有關——社會上某些特定儀式與象徵。這些習

俗旨在引領人們進入宗教體驗，同時也是一種展現信仰的方式。例如，人們可能會在星期天上教堂，實踐對於天堂與地獄存在的信念；或是一個禮拜上一次瑜伽課，獲得心靈上的洞察。這個神祕的體驗會因其他參加者分享這些信念而強化、獲得證實，並透過象徵與實踐（像是工作室門上的**唵**〔*Om*〕符號、教堂的十字架，或是跪下祈禱、雙手合十問候 *namaste* 等）加深鞏固。最深奧的神祕體驗在宗教與瑜伽中十分稀少，但信仰和實踐是可以達到的。

哲學是提出困難的問題，並假設可能的解答；而宗教則提供絕對答案，這些答案通常由教規或口傳的經典支持。哲學會提出測試和假設，試圖將對主題的理解精煉化、具體化，或是提出反駁。在人體瑜伽中，哲學假設透過經驗進行測試，再修正結論。瑜伽姿勢日日在變化的同時，每一個體驗的獨特性都被強調。修行者試圖透過進行中的實驗來推斷肉體經驗的特質與當中可能代表的意義。

儘管超自然在過去的宗教背景分析中佔有一席之地，瑜伽實踐不需要相信超自然存在，它也沒有存在的必要（Eliade 1958, 363）[2]。瑜伽具備一些宗教的特點，也參考天堂或超自然存在的概念，但這些算是文化上特定的（有神論的）闡釋，對於瑜伽的研究與人體智慧來說並不重要（Jakubczak 2014）。當然，這並不代表對於抱持這些想法的人來說，這種信念毫無價值；相反地，宗教信念對於個人釐清自己藉由瑜伽得到的獨特經驗，可能是有幫助的。

現實基礎的早期非有神論解釋

　　卡爾・雅斯佩斯（Karl Jaspers）指出，瑜伽哲學的非主流與非有神論觀點源自軸心時代（Axial Age）（Jaspers 1955, 1-6）。在大約西元前 8 世紀到 2 世紀之間，盛行一種建構現實的新方法，這在希臘的「前蘇格拉底」哲學家、印度次大陸的迦毘羅與釋迦牟尼的思想中都可找到。這個時期顯示概念的發展，使我們可以理智地去分析宇宙，透過可證實的方法展現運作方式。自然現象有可論證的原因，宗教信條也不再被認為是解釋現實的唯一手段。例如，「前蘇格拉底哲學」米列希安學派（Milesian）力求描述一種現實，而這種現實被認為源自自然現象的原始、不可分割的整體。哲學家泰利斯（Thales）與阿那克西美尼（Anaximenes）則分別假設水與空氣是世上萬物元素物質的根源。阿那克西美尼將該整體稱作**阿派朗**（*apeiron*），意指無界限、無限的實體，在早期也指包含時間與空間的無限。赫拉克利特（Heraclitus，以弗所學派，與米列希安不合）堅稱，其非物質，而是一個不斷變化的過程，且他針對此思想的意見為：**在水不斷變化流動下，不可能會有人踏進同樣的河流兩次**。[3] 這些前蘇格拉底哲學對自然研究（而非超自然現象）的貢獻，是一種理解真實現象的方法——晚期希臘哲學漸趨成熟，並逐漸進化。

　　理查德・塔納斯（Richard Tarnas）在《*The Passion of The Western Mind*》一書中提到，前蘇格拉底哲學源自的希臘哲學可分為兩種哲學分支——柏拉圖（Platonic）與亞里斯多德（Aristotelian）（Tarnas 1991, 69-71）。柏拉圖學派透過理由來探詢隱藏的／神祕的真理，並預設了一個有秩序的宇宙，

分析顯示這個宇宙是個永恆的存在，這實在是又既理性又虛幻！亞里斯多德則仰賴五感可辨別的事物，並要求理論性理解必須可被測量，而不是以經驗為依據。神話與超自然本身——無法展示超俗現實——被排除在因果解釋之外。這裡其中一種動態張力在於柏拉圖「神祕真理」的理論假設，以及亞里斯多德排除「無法展示的超俗現實」。接下來的例子展示了瑜伽是一種期望透過人體方法理解現實的藝術哲學。我們可以先從天空中閃耀的星星與行星——金星為例子。它是一位女神的名字，在破曉與晨曦之時最為耀眼。對此，柏拉圖派的見解可能類似：「喔沒錯，這是美的一個例子，但它不能完全代表整個美啊！但我們可以透過公式算出它的精確軌跡，然後得到結論，就是這公式能顯示一個十分優美的構造，並且在這自然現象下找到了可知的和諧。這公式能夠推論更大或更小的構造——在這推斷下，我們能夠找到宇宙與美的特質。」而亞里斯多德的觀點則是：「它之所以會在朦朧的天空發光，只是因為大氣在那個時刻剛好『就是那樣』，而且那是在一個特優位置上被看到的——它的美由許多因素組成，也讓它得以在該條件下以獨特方式呈現。」如果我們將例子從金星改為瑜伽學生展現一個姿勢或一連串動作，持柏拉圖觀點的老師可能會以「是否符合理想表現形式」的觀點檢視（所謂的「神聖幾何」）；而亞里斯多德則會尋求在該特定情況下，是什麼因素導致其發生（教室的熱情氛圍與學生的身體剖析）。在這兩種案例中，所有細節都是為了回歸到分析更大的事物。有一種說法是，身體部位是很精確的組合，這個說法與柏拉圖的「**神祕面相——天體之音**」不謀而合。其他人則相信這是一種亞里斯多德現象，即一個獨特的事件與經驗中的細節總和，存在著現實的解釋。

前蘇格拉底哲學家們探討了原始物質與過程，吠陀（Vedic）賢者迦毘羅則提出兩種現實的類別——**造化勢能（*prakriti*）**與**純意識（*purusha*）**。[4] 造化勢能基本上是指「物質（matter）」——原料／物質——變成了「存在（being）」。由於「物質」其造化勢能的特質——持續改變、不斷消溶及重組它自己——是暫時的，所以它是個**無止境**的原子變化。相反地，**純意識**被描述為**不變的**，但純意識不會被這簡單的定義影響；白話來說，它被解釋為「精神（spirit）」或「意識（consciousness）」。這正是迦毘羅在他的文化背景之下，仍屬推測，不過現代對於純意識的詮釋涉及這樣的觀點：人的精神完全獨立於其物質自我，並試圖解釋其非物質性與其真實性的共存。再之後的分析，則使用「可能性」來描述；它是真實的，因為它有可能發生（非不可能），但它屬非物質，因為它還沒有顯現。這與前蘇格拉底哲學對於因果的旨趣是一致的。如同前蘇格拉底哲學的原始科學，這提供了一個觀看成因和影響的方法；在造化勢能中的活動，把純意識本來固有的可能性帶到物質層面。舉個例子，假如水被加熱，它會變成蒸氣，「加熱」這個步驟把熱帶到存在（being），但水卻不會透過加熱變成血，因為那並非潛在於**純意識**中東西。作為一個可能性，它並不存在——它不是真實的。

將**純意識**描述為「可能性」的說法可能存在異議。傳統來說，**純意識**一直被描述成「純粹的意識」（「精神」或「人」是活著事物的被動屬性）、不活躍的旁觀者、冷漠狀態、不可縮減、無實質、從造化勢能的連結中釋放。它是**智力（*buddhi*）**（智慧）無法知曉的，因為即使是一個造化勢能高度發展的部分，它也只知道**造化勢能**的其他部分。再者，要理解這種「純

粹的意識」的唯一方法，是完全克服生命──死亡然後重生──你不可能憑著對造化勢能的經驗去證實**純意識**的狀態。傳統主義者可能會好奇「可能性」如何解釋不可縮減的「我（I）」──一個不動的觀察者──恆久不變的、意識不朽的。你不可能找到適當的字眼（來自智力）來描述，精確地說明這個「真實」。儘管如此，「可能性」這個概念仍提供了一個起始點，使現代修習者透過瑜伽，探討並理解「純粹的意識」之本質。

可能性確實能滿足許多歸因於**純意識**的情況。可能性不在乎它是否會變成真實，它單純只是一個事實──它可能發生，但純意識沒有興趣讓它發生。一個既無序且不可測的無限廣大，它是獨立的──即它無法促進或影響它自己成為存在。那是「因（cause）」的角色，在**造化勢能**中的東西。既然沒有物質，就不可能縮減。每個「人」或「靈魂」本質的「我」都是不可縮減的，所有的「人」或「靈魂」也都一樣；因此，即使一個人會死，這份本質也會持續下去。純粹意識在這個脈絡下永恆不斷。儘管數論（Samkhya）哲學將此套用在生物上，但這並不代表同樣的可能性可以擴展到無生命。**純意識**是真實的，但非物質，也不會被空間或暫時所限制，而「可能性」則滿足了這些需求。

物質現實之於幻想

瑜伽和人體哲學有什麼關係呢？有人可能認為，也許人們會提出，當人在做動作時，他們透過動作獲得潛在之物，並由**造化勢能**呈現。在瑜伽哲學中，「動作」被理解為**業力（*karma*）**，且有許多細微差異的解釋。

它代表「因果」、「影響」、「身體移動（Nyaya-Upanishads）」,「那個瞬間既非永恆亦非物質活動的過程」（Bhaktivedanta Narayana Gosvami Maharaja and Bhaktivinoda Ṭhākura, 2015）。米爾怡‧伊利亞德（Mircea Eliade）在他早期針對印度瑜伽的分析，形容事物透過因果的**幻覺**（*maya*）顯現——這是稍縱即逝的印象，但卻屬幻想。修習者相信，一個單一、恆久、不變的整體是存在的真實本質，而忽略不變、基本自我（Self）的這些部分，可透過瑜伽實踐[5]來克服。

儘管對於冥想和活躍追求古代思維、文化的想法大多是推測，早期瑜伽原則的基本前提是，除了經驗真實表面的顯現，一個人也能夠經驗真實的本然。分離的「幻想（illusion）」被認為是個人的錯誤信念，他們以為自己這個生命是真實的。為了克服這個**幻覺**（*maya*），瑜伽修習者以極端嚴格的修練方式來控制肉體和那個依賴感官的頭腦——努力地往內在（inwards）看，以尋找宇宙的本質。換句話說，他們在尋找的是對「我」的否定，他們認為這個「我」會阻礙理解，也是導至整體[6]分離的幻想主因。為了達到精通——影響實質，而且是個持續的變化——他們讓自己掉進了極度狀態（單腳站立或空中舉臂直到肌肉疲憊；在炙熱的曝晒下保持不動），保持這些姿勢幾個小時，或極端地維持數年。這種追求以極端姿勢來達到極端狀態，在信念上被認為是可行的，若以較溫和的手段來戰勝肉身的話，那效果不顯著，則不保證會成功。這需要一個堅定的承諾，不再尋求身體與人格上的認同——致力於帶來一個「無為」、「不變」的經驗。

流動瑜伽哲學

　　現代瑜伽其中一個迷人的發展是**流動瑜伽**的興起（Birch 2018, 101-180）[7]。儘管它流行，但在技巧上並沒有一個廣泛流傳的哲學概念，在運作上也無法清晰地的說明。現代與傳統瑜伽強調體位技巧——姿勢瑜伽的「穩定的坐著（stable seat）」——被視為進行冥想的必要姿勢。**流動瑜伽**則認為姿勢之間的**轉換**同樣重要——在最極端的時候，姿式全然消融，在呼吸的引領下，人與呼吸達成一致，投入持續不斷的流動中。歷史上，**體位法**的瑜伽技巧試圖模擬「不變」的深層經驗，身體保持靜止、暫停呼吸（身體不動的精煉技巧）是必須的，同時藉著把思緒帶到一個靜止點來抑制它的活動——基本上是個否定肉體的過程，以達到一個對於整體更清晰的經驗，那看起來就是宇宙的真實本質。伊利亞德說：「……下定決心，並且持續地專注，叫做**一境性**（*ekagrata*）（在單一點上），它是透過整合心靈的流動而獲得的……它阻擋心靈潮湧因而建構了一塊「精神聚合物，一個堅固而統一的連續體」（Eliade 1958, 47-48）。這可能跟米列希安前蘇格拉底哲學家所關注的一樣，同樣致力於找出宇宙基本的真實本質，或是原始物質。

　　流動瑜伽在分析上，更近似赫拉克利特（Heraclitian）的觀點——它假設基礎是一種過程而不是物質。選擇與**一境性**的過程均衡展開，而不是在一個單一不動的點上。

　　流動瑜伽的技巧涉及維持呼吸的均衡，並將其與身體動作維持一致，

以創造出平衡的思維（evenness of mind）。可能會有人爭論，平衡的思維應該才是首要才對！但更有可能的是，呼吸、身體與思維，在無間斷的活動中相互調整。

流動瑜伽技巧假設時間的流動在一個均等的頻率，所以沒有所謂比較重要的「時刻」。時間流動還有其他可能的理論：它可能是均衡加速、放慢，或是不規則地流動。第四種可能是「時間」的概念不存在——它僅僅只是一種對永恆與「未分化現在」的抽象概念，同時也被套用於存在與毀滅上；但有個矛盾點是，它也透過不斷的變化，成為整體。為了發展對這種不斷流動的覺知，人們努力地維持、延長呼吸，姿勢是透過身體一個接著一個舉手投足的動作而完成。由於每一個呼吸之間都存在著差異——反覆地從吸氣變成吐氣，因此「持久性」被認為是重要的，這會把人帶離「時間不存在」的想法。呼吸的長度對於專注力、集中力的提升，在實際應用上有所限制——人的注意力無法在短時間內集中。當一個呼吸結束時，人不會留戀剛才的經驗，因為他沒有針對呼吸付出了什麼，而下一個呼吸又是另一個挑戰。每一次的呼吸都是獨一無二的，在練習的期間可以被品嚐與探索。每一個呼吸都是一個重新開始的過渡，過去的呼吸也好，未來的呼吸也好，它們沒有精確與否的問題。

當我們說呼吸與動作同步時，並不單只代表「**它們同時發生**」。每個呼吸都應該是飽滿的，要有所控制且不緊繃。伴隨的動作也是一樣——特定的呼吸只能產生它該有的動作——動作試圖成為呼吸的完美演繹，不單只是一個發生那麼簡單，也關乎品質。心靈的狀態與呼吸是相互呼應

的，如果呼吸稍微不順，我們知道那是因為身體和心理活動上出現了一個打擾。呼吸被認為是身體與心靈的橋梁，在傳統瑜伽的練習中，每一個部分都努力透過不斷變化的活動過程，去精確反映當下的狀態。對於主張追求完美靜止，**流動瑜伽**哲學則給出了另一個選擇：無論體位練習者多麼專注地試圖保持靜止，他們的呼吸都不可避免地會導致一定程度的移動。此外，雖然身體在體式中顯得相對靜止，但血液仍持續流動，細胞持續複製與死亡，內分泌系統也持續在運作。從正確的觀點來看，**體位瑜伽士**就像是坐在一個環繞太陽周轉的行星上，而這個太陽位於一個正在進化且緩慢旋轉的銀河系，是一個正在拓展的宇宙（Rees 2001, 50-51）。[8] 簡而言之，真實本質是移動與改變的過程，而為了與它融為一體，你必須要讓自己適應這個過程。

　　體位法跟**流動瑜伽**之間還有其他需注意的差異。**體位法**的修習者最終追尋的是肉體上的感觀分離——把自己暴露在極端的身體考驗中，直至心靈達到靜止——往內在「看」以找尋基本自我的整體。這裡提到的**流動瑜伽**技巧用了一種**勝利呼吸法**（*ujjayi*）來展開它的活力，在骨盆上有一個無限小的點，它藉由呼吸，讓身體、思維從這裡向外移動。在開始討論向內、向外的意義之前，我們必須先釐清**生命能量**（*prana*）與**呼吸法**（*pranayama*）這兩種用語（用在移動能力、技巧上的瑜伽術語）。**生命能量**與**呼吸法**的定義很模糊，伊利亞德形容生命能量是「吸氣、吐氣時排出的有機能量」（Eliade 1958, 58），但並沒有定義這個有機能量是什麼，或是往哪去。當代較流行的解釋為**重要的生命能量**（*vital life force energy*），然而並不確定「重要的」這個形容詞是否意味著還有其他形

式的生命能量。斯瓦米‧拉瑪（Swami Rama）指出**生命能量**滲透了所有現實，包括無生命的東西（Rama 2002, 202）。這個廣泛定義也意味著**生命能量**有可能是一種像原子那般的能量。Yama 有時會被定義為「克制（restraint）」，但如「控制（control）」或「操縱（manipulation）」這兩種說法也會被採用。[9]在體位法中，人們嘗試將**生命能量**帶到一種無流動的狀態，也就是「無能量排出」。《*Hatha Yoga Pradipika*》（Sinh 1915, 4.18）與《*Siva Samhita*》（Vasu 1914-15, 2.13）兩書列舉了**生命能量**在身體中通過的渠道，稱之為**脈（*nadis*）**（分別為 72,000 與 350,000）。詹姆斯‧馬林森（James Mallinson）與馬克‧辛格頓（Mark Singleton）在他們的《*Roots Of Yoga*》一書中提到，主脈會從「基礎」**脈輪（*chakra*）**移動到「頂部」脈輪（頭頂），讓**生命能量**能夠透過「精微體」來移動（Mallinson and Singleton 2017, 171-184）。「較低的」**脈輪（氣 *pranic* 能量的連結）**是基礎，而且更直覺，較高的脈輪有著更崇高和精神上的意義；較低的在特性上被過度簡化，而較高的則有更多精巧細節。這些傳說中的結構在實踐時會有什麼程度的發揮，有待討論。但不論如何，它們都是強而有力的工具，且與詩意和隱喻共鳴共振。

　　這裡提到的**流動瑜伽**有一個爭議點，就是「精微體」及其結構並沒有遵從它在字面上的釋義。然而，**流動瑜伽**大致上遵循這一能量前提，並將其視為意象，對於持續流動的**一境性**來說，是很好的隱喻手段。這個意象是個人可以用來實踐的獨特構想，它是一種有用的詩意概念，**流動瑜伽修習者**可緊密地將身體、能量和呼吸結合。不論人們如何想像**脈**，能量是在它上面遊走的。每個人大概都會有自己的一套想像（「我的**中脈**就像一條

銀線」;「我的像一條塑膠水管」)。這個能量的起始點設想為**根（ *mula* ）**（非**脈輪**），我們把它想像為一個無限「小」但概念上說得通的「點」,這個點居於骨盆區域,介於坐骨、恥骨、尾骨、骨盆底之間。這是想像生命能量向外流動的原始點。[10] **流動瑜伽**有一個想像出來的東西,是一個有力的專注點——**一境性**,從這裡入手,身體的移動會變得一致。這概念為**生命能量的移動（生命能的活動）**提供了一個框架,想像**生命能量**從這個無限小的點移動——這個點小到幾乎與數字線上的零點無異。**根**是能量持續移動的起始點,能量會往腿和腳掌的方向移動,並朝軀幹、頭部、手臂方向前進——就像向外散發的光芒。我們應該要瞭解數線上的零點,以及從無限小的點散發出的光芒所代表之意涵——這是文化上的特定隱喻,它們為瑜伽修習者獨立建構的經驗提出推論。在經驗上讓想像力參與對**流動瑜伽**理論十分重要,就像智力、情感、身體的參與一樣重要。畢竟人的整體存在就是一場經驗。

　　表面上來看,**體位法**與**流動瑜伽**似乎是截然不同的兩極——一個完全否認自我,另一個則完全肯定——但兩者皆意味著進入（或重生）一個不同存在或經驗的領域,以理解現實的真實本質。精通技巧是一個手段,以確保修習者有能力重複之前的經驗。這過程中,每一個都要克服種種困難障礙。就**體位法**而言,那些往內在看的人,他們必須消除雜亂紛擾的思緒,因為他們渴望找尋一個不一樣且更高宇宙層次的經驗。而往外看的問題是,這些人難於吸收所有在感官上帶給他們的感知,並全心全意地回應它們——人可能看到一個獨特而耀眼的顯現,而它正在變化成「另一個狀態」,他們會試圖以自己的認知來理解這個發生。而流動瑜伽則認為,每

一個個體需以想像力和獨特的創造力來看待這個發生，而這會帶領人們到純視覺的美學哲學領域。

感官控制

　　流動瑜伽的理論中，**感官收攝（*pratayahara*）** 代表思維感官之間的關係。雖然它在大多數現代瑜伽的課程中會以某種形式被提及，但它並不是他們常提到的**感官收攝**。**流動瑜伽**的過程有三種運作定義，第一個、也是最標準的即為「感官收攝（sense withdrawal）」，運用這技巧可能需要閉眼，這樣做是因為要排除視覺上可能造成的干擾。在墊子上做瑜伽也是同樣道理——在受限空間當中的練習，可減少傳來感官資訊帶來的影響。第二個定義是「感官精煉（sense refinement）」，例如，**流動瑜伽**的持續的動作可藉著感官資訊來提升，當手在空中移動，會稍微感受到空氣正穿過手指之間，儘管細微，來自手指之間的感覺可以讓你準確分辨你的動作有多麼流暢。需注意的是，這兩種定義有一些交錯之處。如果你閉上眼睛練習，其他感官資訊就會更為明顯。第三個**感官收攝**的定義為「重新思考（rethinking）」或「另類思考（thinking otherwise）」，菲爾根達・辛哈（Phulgenda Sinha）指出：「當頭腦被不適當的思維所干擾，解決的方法就是往相反面沉思。」[11] 例如說，在做**流動瑜伽**時，由於專注在身體的多個部位而造成分心，這時可藉由想像自己是一個能量向外散發的奇點（singularity）來克服。

集中專注

集中（*dharana*）意味著專注在「單一點」上或是**一境性**。這個單一點的大小很重要，你可以把它想成是一個點（無限大或無限小），也可以是一個內在的空間（好比眉宇之間的——第三眼）。修習者致力於將自身的整體存在填滿或涵蓋這個奇點。由於**一境性**的大小與形狀多變，用於冥想的外在物如紙上的一個點可以很容易變換成一朵盛開的蓮花。就內在來說，把第三眼（或任何一個落點）想像成大或小，那是很個人的事。體積這概念在**流動瑜伽**中十分重要。**流動瑜伽**修習者在練習場地的各種外來刺激互動下，尋求最大程度的意識拓展量，這過程稱作**禪定**（*dhyana*）。

在表演藝術中，**禪定**有時會被安排作定期練習。對演員來說，他們在劇院的表演必須恰到好處；他們的表演剛好地「投射」到這個空間；他們的意識量，就跟劇院的大小一樣。如果他們被某個坐在第三排的人咳嗽所干擾，這就會成為他們覺知（表演會被影響）的空間規範。早在採排時，這過程就已經開始，演員積極排演打造出一個真實，它慢慢擴展到剛好合適他們的採排場地。大部分的外行人以為，演員在演出時會假想一種情緒，比如說悲傷的情緒，但事實並非如此；相反地，是觀眾得到一個想法——這演員**正在**悲傷中，這是因為一連串簡單和特定的「行為」，演員發展出觀眾的直覺——「我拿起茶杯……把它拿到嘴前……沒有喝一口就放下了」，這些個別動作的累積製造出印象。在劇院中，這些個別的時刻是經過細選然後被執行的，它們大部分和真實生活不一樣。它們在單一專注中被完成。這種專注奇點跟**流動瑜伽**在練習姿勢變換時的單一專注點十分類似。

TEACHING
CONTEMPORARY
YOGA

如同拿著茶杯的演員，**流動瑜伽**修習者試圖藉由一系列近乎可以被複製的動作來建構實踐。在每個吸氣、吐氣之時，只完成一個動作。吸氣時可能是在做一個高拱動作，吐氣時從高拱移至前彎。如果觀看身體任何一個部分，實質上只會有一個動作。就「高拱」這個例子，手臂會形成一個弧度，而骨盆只向前移動，肋廓則均勻地展開。這些動作都會精確地按照呼吸頻率發生，同時間，動作也得以達到最大程度的展開。每個呼吸及其產生的動作都在頭腦清晰記錄。有些人太熱衷於仿效他們所嚮往的高拱，可能會急於將手臂往後延伸，超出了該呼吸所容許的伸展規範。頭腦（或心靈）短暫而迅速的本質與身體（物質）都是同一現實層面，而每一個呼吸均為個人與現實的連結提供一個窗口。

　　練習**禪定**能顯現「空間」跟「體積」是如何相互地影響修習者。非「關」個人的東西——即是「其他」——會影響修習者體驗現實的方式。一個冰冷的房間會影響移動的進行，而個人也會改變空間。好比說，他們因移動而熱起來的身體會稍微幫房間加溫——即他們的「能量」轉變成「他者（the other）」。在演員表現出悲傷的例子中，空間的能量承接了演員對劇院投入的意識量，這會導致坐在最後一排的人也同樣感到悲傷（不管他們的人生是快樂的或是其他）。

　　在瑜伽教室，意識的量（the volume of consciousness）可能會在不同的情況下受限或拓展。矩形瑜伽墊的使用幾乎無所不在，它是現代實踐瑜伽的一種附帶物，在它們提供緩衝和摩擦力的同時，卻也限制了伸展，許多

學生會挪動身體以確保他們的手、腳、頭永遠不會超出墊子。有一些要素也許可緩解這種狀況，好比說，如果工作室很寬敞，人會傾向於把注意力放在空間上；而運用音樂能在修習者和音樂「空間」之間喚出一個更加寶貴的關係。

█ 空間之間

在上述「悲傷的演員」，或是瑜伽修習者與「它者」之間產生的經驗，這兩個過程中，出現了一個區塊（**空間之間**〔*Between Space*〕）。什麼是**空間之間**？理論上，意識量可以是無限的，就像前蘇格拉底哲學的**無限**（*apeiron*）一樣無邊無際。

從矩形瑜伽墊到可感知宇宙的邊際，是一條很長的路。即使是跟我們較接近的周圍宇宙，我們的想像力也已經受到了限制[12]，而想像力正是人類探索這一類空間的工具。科學以量化來解決該問題，「140 億光年」[13]假如只是一頁紙上所看到的文字，大概就不會心生畏懼了。**體位法**實踐也應用了這個無邊無際，它跟內在的量是一樣的——透過否定思想移動，直到出現一個不可縮減的元素（即是微不足道的量，它也是非物質而且是暫時不受限制的）。而這個基礎——「本質自我（essential self）」跟宇宙是一樣的。無限大與無限小是一樣的，這概念似乎違背直覺，但有一些根本原因讓它變得有可能。譬如，根據大霹靂理論（Big Bang Theory），整個浩瀚宇宙的浮現來自於高溫／高密度的單一點。**流動瑜伽**專注於意識量的擴展，它可被視為一個人試圖重複這過程；而**體位法**則往內在尋找，試圖

讓時間和空間倒流，讓整個宇宙再次被抽出且變為一個包含一切的單一必要點。把物理和瑜伽相提並論是在所難免的事，人體瑜伽實踐所致力追求的，就推測上可能與物理學相同，但有可能會因為「實驗室」的存在而受到約束！不過仍有某些奇才**聖人（*sadhu*）**擁有看似不可置信的洞察，如馬克士威或愛因斯坦指出，牛頓物理學從表面看起來，好似一般常識（空間與時間是絕對的），卻非真實的狀態（空間與時間是扭曲的）。

　　現代科學對於宇宙的瞭解，一個影響現代瑜伽修練者如何看待「真實現實（true reality）」的最終結論，至今尚未定案——在這個短暫的片刻，且讓我們暫時相信這世界並不是世俗所理解的那樣！它值得我們去探討，以我們那不完美的見識，一點一點地觀察這個「活生生的生命」。我們可以像一個在劇院裡聚精會神的觀眾那樣專注在**空間之間**，它是一個「**冥想（*dhyanic*）**」的方法。他們的意識量必須包含演員當下的一舉一動。一個更加清晰的意識量與空間之間的運作，我們可以在日落的經驗中略知一二。遼遼青天光彩灑，雲影空中忙追逐，如斯情境可能會為某人喚來一個美的經驗！然而，如果沒人在看，美的經驗就不會存在（就像假如沒有觀眾，悲傷的觀眾就不會存在一樣——美與悲傷皆為經驗，並不是一些在它們裡面或本來既有的東西）。經驗只會在參與者的意識量擴展到一個範圍——**空間之間**——經驗得以發生。我們無法分析經驗——參與者不是要去考慮雨雲若變成絲絲縷縷的卷雲是否會更好看，他們只需要接受和參與。看起來微小如一個觀眾的角色，他們皆有自己飾演的部份，假如缺少了他們，美的經驗便沒法發生。**流動瑜伽**修習者在一個更大的宇宙中扮演著同樣的角色，那一整個直接的經驗也許就是所謂的**三摩地（*samadhi*）**所

表達的意涵。為了讓瑜伽統一得以圓滿，我們必須找出一個方法，為每個對日落持不同感受的人消溶感觀──他們的存在就沒有分別了！若要相信這事會成真，我們可能要想像天降神蹟了！[14]

思維與藝術哲學

哲學家阿南達 • 庫馬拉斯瓦米（Ananda K. Coomaraswamy）在他於《The Dance of Siva》發表的散文中，指出美的體驗與宗教經驗是相同的，他揚言「我們有理由將**梵天**（Brahman）與美視為一致，在這個經驗中，個人與梵之間的差異已被超越」。為明確表達，他擬定了一個實用的標準條文，適用於「歷史」上的任何藝術創造。他將藝術過程列為以下領域（Coomaraswamy, 1985, 30-45）：

（1）物質／主體直覺
（2）內在視野
（3）將所見具體化為技巧手段
（4）感知者的刺激

前三個是藝術家領域，第四個是觀眾領域，它們為藝術家的視野和感知者之間築上連結，一種洞察力給予感知者，他因此對能看到美／真實／**梵天**的本質。觀看者在這個片刻因美而觸動的情緒被喚醒，分析在這一刻派不上用場。這個情緒跟觀看美麗日落的經驗是一樣的，觀看者被眼前突如其來的巨大震撼所打倒，那一刻渾然忘我──人在分享著存在的一體性。

假如「美」可以在任何東西中被找到，是因為它隱藏在東西的裡面，那麼藝術家也許就可以在任何主體上找到靈感。貝多芬譜寫了〈極樂世界〉（Elysian Fields）；性手槍樂團（Sex Pistols）對無政府狀態感興趣；特納（Turner）選擇天空，而蒙德里安（Mondrian）則是摩天大樓。他們各自以獨特的方式（音樂或繪畫）來表達主體。但美並非存在於渲染技巧或觀察者的分析聯想。吸引這個觀察者的可能對另一個觀察者毫無吸引力；有些人喜歡貝多芬而非性手槍，反之亦然。美來自於認知的瞬間，即感知到美感情緒的覺醒。美是**梵**的潛在階段，它會在發生時存在。**流動瑜伽**藝術哲學則認為，這種美可在所有現實中感知。

作為一種藝術哲學，**流動瑜伽**著重運用其技巧來引發美的體驗。修習者必須具備技術能力來達成意圖。一場日落、一座山或一個雕塑，不需要考慮自身該如何成為最棒的日落／山／雕塑。針對這些事物的欣賞，或所謂的經驗，是來自於觀者的創意投入（creative input）。對瑜伽修習者來說，有一種比較尷尬的情況是，他們同時是觀者跟藝術成果，即活生生的雕塑與觀賞人。這個意義在於，每個人都會以自己獨特的方式做瑜伽。就如同沒有所有日落都渴望成為所謂理想的日落，並沒有姿勢或順序形式是理想的版本。「美」會在獨特的實行中被體驗，即在呼吸基礎上，近似於施行者最需要事物的展演。表演模仿的姿勢會是敗壞或錯誤的，因為這代表「活生生的雕塑」嘗試成為本身為非的事物。有些人會拚命做不符合人體工學的後彎，或根本不存在的腿後肌伸展，這些都讓人難以直視（或感覺），除了因為看起來有害，在展演的意圖與技術能力之間也缺乏一致性。不管怎

麼說，缺乏技巧或許可用努力來彌補，但卻與美感情緒的敬畏體驗大相逕庭。熱情努力主要以「**可以成為什麼**」為基礎，而非「**是什麼**」。欣賞使**純意識**存在，讓它的實體更清晰，使原先潛在的事物成為有形。當你看到一個摩天大樓壯觀地佇立在城市景觀，你不需要知道內部有何生意往來，或如何建設，就可以感受到美；瑜伽修習者也是一樣，他們的技巧與意圖相等。在觀察自己的過程中，他們不需要知道姿勢代表什麼、可能引起的健康問題，或是否被賦予超自然力量；因為有意圖的一致性、技巧方法與展演，所以美。

藝術體驗並非去衡量或考慮細節，而是包含人整體的暗示。這類的經驗提供了瑜伽修習者追尋的獨特整體觀點，但卻是熟悉與對細節的評估才能幫助促成。剛入門的學生可能會在看到練習較久的學生將雙腳繞到頭後時感到膽怯，或覺得看起來很痛。當初學者逐漸增加瑜伽技巧的知識後，就不會再單純認為這些姿勢需要不尋常的柔軟度，而是開始欣賞身體放鬆的姿態，或在困難狀況下的呼吸使用方式。他們的藝術品味之所以改變，是因為他們已經懂得欣賞瑜伽技巧更多奧妙的層面，這更清楚地顯示了整體的暗示，即現實的潛在本質。

▌思維與藝術經驗

什麼是在**空間之間**釋放與交換的**生命能量（** *prana* **）**？而它在美的體驗之角色又是什麼？我們可能會直覺認為，身體釋放出稍微溫暖室內的熱能，是來自於這個人的能量。若是如此，在什麼時間點，它就不再是他們

的能量——當它越過皮膚層的瞬間？或在什麼時間點，能量初次成為瑜伽修習者的一部分？呼吸時，空氣會被吸到肺裡，進而與其它氣體及組織融合，之後萃取出氧氣，再移動到布滿全身的血管系統。那麼是在何時，這些氧氣分子成了瑜伽修習者的一部分？針對這個稍微有些滑稽的問題，應有三個可能性：

（1）它從未是瑜伽修習者的一部分。
（2）它只是暫時是瑜伽修習者的一部分。
（3）瑜伽修習者與能量之間無差異，即為同一事物。

當你選擇上述假設之後，可能會被問到：「思維在能量或**生命能量**操縱中扮演什麼角色？」如同前面提到的「悲傷的演員」案例，透過思維過程，能量會形塑並導向（並會明顯地在觀眾反應中顯現出來）。思維需要神經功能才能存在，但它與突觸和神經元或大腦區域的描述不同，後者可能在刺激時映射，因其並非氧氣分子。這些是思維運作時產生的事物。思維是一種過程，即創意與可塑的活動，同時也具備影響力，其難以量化。透過思維過程，**流動瑜伽**修習者會建立意識體積，這使他們可影響該體積的狀態，就像演員可讓觀眾感到悲傷，但無法說明這份悲傷如何被感受到一樣。而**流動瑜伽**的挑戰在於，他們希望將影響擴展到多大的範圍。透過思維過程，他們創造經驗——他們嘗試藉由精確，並結合技巧跟意圖，來彰顯美。這個藝術哲學是以在未展開的宇宙中有待體驗的潛在美感為基礎，而他們在其中的角色是具有創意的行為者（doer）跟觀察者（watcher）。

藉著文化融合，人們培養出藝術品味，他們會從食物、生活風格、藝術中的所有事物找到其品味或加強欣賞。大多數有經驗的瑜伽修習者在他們看到一張瑜伽相片或有人在工作室做瑜伽的瞬間，會有一種「專業的」回應，因為他們會認知到該姿勢在那個瞬間的象徵，而瑜伽風格和哲學的範圍包含其對能量移動的構想。在意義分析開始之前，姿勢是潛在真實的簡明提醒，也是認可的瞬間，也是美的知識存在之處。姿勢展演愈接近姿勢的「真實（truth）」，觀察者就會在觀看時愈滿足，並且不會去苦惱其整齊度或其他技巧執行面。某件事物不讓人覺得美麗，通常是因為該展演技巧與內容或意圖並無充分一致。刺激美感情感的藝術在技巧跟意圖之間具有統一性，而藝術與瑜伽正是用來創造美感體驗的技術。

▎瑜伽與動作

　　藝術有一種假設是，它描繪的事物提供了洞察，即建構了一個「幻想（vision）」，並對現實展現了一種觀點，以某種方法試圖展現不可能。同樣地，瑜伽姿勢實踐的假設是展演了某種無法言喻的東西。修習者試圖完全沉浸於動作中，以超越研究技巧，或考慮到接下來會發生的事情，抑或反映出之前的事物，並同時成為藝術成果與觀者。他們的動作一致，這讓瑜伽修習者認出美感情緒的體驗，並增進針對整體、**梵**的洞察。

　　〈薄伽梵歌〉（*bhagavad gita*）對於「動作」有一個特別戲劇化的解釋。在一場大戰之前，阿周那（Arjuna）面臨道德的兩難，儘管他是一名戰士，而這「只是」一場他要打的仗，他仍無法忍受殺害自己家人與心靈導師的

絕望感。而他的車夫克里希納（Krishna〔他也是神〕）為這個問題提供了解決方法，他認為我們的行為會形塑我們這個人。作為一名戰士，戰鬥是阿周那的**教規**（*dharma*，義務），如果他不考慮伴隨該行為的未來後果，他就不算有任何違反行為，他的靈魂或精神不會受行為所玷汙。同樣地，**流動瑜伽**將每次呼吸表現的行為視為道德中立，當完成後，就會立即丟棄。因為**流動瑜伽**是一個呼吸接著一個呼吸進行，因此在表現時不會有太多依戀，而單一呼吸帶來的動作也不太有持久的結果。結束時，下一個呼吸就會帶來不同的體驗，不管你如何想像動作的結果，最多也就是近似值。瑜伽思想認為該建構為虛幻，並避免人感知現實。每個呼吸的專注都使修習者避免預測未來，這即是**流動瑜伽**有關「瑜伽是動作技巧」的解析（Johnson 2009, 2.50）。

分類與注意力的「焦點」

在透過感官理解物質世界時，你必須投入分析。[15] 透過感官印象產生的解析，會在其他事物減少時發生。而這些印象會被分類（或隱喻），像是「聞起來像玫瑰——代表這並非梔子花」或「跟砂紙一樣粗糙——代表這並非如玻璃般平滑」。這種分類來自先前的經驗，即源自我們曾為玫瑰或梔子花建構的印象；但該特定味道的實際經驗，及該特定玫瑰，都是**該經驗**，而每段經驗都是獨特的。在分類之前，我們對物質世界的直接接觸，就是在宇宙中發生的事。分類有助於透過描述增進欣賞，但是定義細節與嘗試體驗可能與尚未成為物質的**純意識**不同。當我們分類時，我們會將注意力的焦點放在特定事物上（該玫瑰的氣味，且非梔子花），這個「闡明

（illumination）」通常被認為是意識。

　　流動瑜伽在這裡將**純意識**描述為擁有總是可能「成為」的基礎本質，即某個東西的永恆在於其潛力的固定性。其持久性在於它總是能成為某個東西，而不是像**造化勢能**一樣「要成為」什麼。儘管這些**流動瑜伽**的定義可能偏離傳統，但他們在定義物質與心靈現實之間的不同時，有其合理與實用性。「非依附動作（unattached action）」的經驗或美感情緒提供這個可能的**純意識**現實之洞察。**純意識**與**造化勢能**在它們自己的特例方式中是無限制的。**空間之間**，即是意識體積，是**造化勢能**因果搭配**純意識**潛力後投入其運作技能的地方，也是將可能之事變為存在之處。欣賞**純意識**，代表在被給予物質形式，以及可被分類前，意識其「生成性（becomingness）」。而**流動瑜伽**方法的主旨即在於——檢視並意識到潛力這種不可毀壞的狀態，即潛在的美。此外，**流動瑜伽**認為，我們一般直覺感受到的自我意識，即分類或隱喻的能力，是我們用來描述自己的名字（分類），以辨別何為我們該「生成性」的個人單子（monad）。然而，**流動瑜伽**也指出，我們指的自我，通常源自（我們注意的焦點）某個已經「成為」的事物，即**造化勢能**。使用專有名詞像「自我（self）」跟「意識（consciousness）」之所以會讓人困惑，是因為它們似乎有兩種涵義。在談到自我意識（awareness of ourselves），特別是指自省時，通常會有一種假設。意識在瑜伽會用來表明「真實本質（true nature）」（自我），其中，一個人被視為（現實中的其他）**純意識**，而非自我意識，而且只是處於一個要變成的永恆狀態，但尚未變成。

▎「自我」

　　在古代與現代的文獻中都有大量來源顯示，**純意識**是「必要自我」或「真實自我」。在現代流行的表述中，**純意識**指的是「精神（spirit）」（而造化勢能是「物質〔matter〕」，因為自我〔Self〕並非物質）。「精神」這個說法以及意指的事物，在瑜伽圈中的使用相當具彈性。假設你說：「我是一個重視精神（spiritual）的人」，若將精神改成「靈魂的（soulful）」，意思並不會差到多少。但將靈魂跟精神混為一談其實會有些誤導——瑜伽文學大量談到靈魂是可以輪迴的，因為他們只是暫時住在「物質」肉體裡面。然而，可知靈魂重新出現在另一個化身中的概念，與追求否定身體與心靈的不可縮減性，即自我，是相違背的。在自我中，並沒有我們在自省中體會到的心靈或意識，而是一個完全的自我遺忘（self-forgetfulness），並與無限合而為一，個人也不會留下任何軌跡。我（I）或「純粹的意識」中固有的潛力，即**純意識**會保持不變，而**流動瑜伽**修習者認為其會在「美的體驗」中有所暗示。

　　「物質（matter）」看似顯而易見，意即我們遇到的事物都有「實體（substance）」，但我們可能會在其中被誤導。當我們將一隻手放在瑜伽墊上時，神經會起反應，並送出電子訊號到大腦的各個不同部位，之後我們會迅速在腦中構思出墊子的圖像。其他感官也同樣參與其中，像是嗅覺神經會感應到「氣味」，之後它們便會發出電刺激到大腦其他部位，視覺機制也同樣會感測到顏色與墊子的形狀。我們的心靈會在經過一連串大腦功能後建構出圖像，但卻非墊子本身。若沒有這些感官調節，我們是否能瞭

解造化勢能？體位法的解決方法是瞭解墊子的「墊子狀態（matness）」，你可以透過沉思去感受，透過向內探索來發現其本質，並看到自己本質與墊子的本質交匯的地方。藉此，你會發現所有事物的本質，有些東西其實一直跟著我們（即所有事物），但卻需透過篩選與感官輸入積累的排除來**被發現**。換句話說，應該要看到它們的樣子，而非在分類細節裡的樣貌。但這是否為**純意識**意指的根本（自我）？此外，儘管處於疏遠狀態，「實體」的品味又是否完全隔絕自覺（Self-knowledge）的追尋？

針對**造化勢能**的欣賞一直以來都被低估，同時人們又認為，瞭解自己是誰、如何感覺或解釋是很美好的。這是否是因認知到**純意識**而分散焦點？只有當我們相信**造化勢能**為固定且不可改變，我們分類的方式（印象、思想、解釋）才會是最終解決方案。好比說，這朵玫瑰的香味跟其他玫瑰很像，而實則為一模一樣。就根本來說，**流動瑜伽**會認知到**造化勢能**的可變性（changeability），並會將其解析、咀嚼玩味。人們同意，流動瑜伽實踐中最具價值的轉換跟姿勢指的是同一件事，即各自擁有其咀嚼與解析的品質。而這或許就是「思維均等」（Johnson 2009, 2.48）所指，即**純意識**的自我理解先驅，好比思維靜止的**體位法**實踐。

▍幻覺（maya）：幻象（illusion）或創意？

在未能確切說明思維或知覺為何之下，人們大致同意其運作機制。感官資訊透過「電刺激」傳送到各個大腦部位，運動神經反映則會相互啟動身體。每個個人思維創造的想像（肌肉感覺到燃燒般的痛楚，因此透過腳

步的移動緩解；沐浴在夏日陽光下的大樹風光，幼年時期的類似回憶會驅使人到外面走走）是完全獨特的，而同樣的經驗也會以不同方式解釋。這些電刺激是中立的，即實際上並沒有「燃燒肌肉」電刺激，也沒有「看見陽光」電刺激，而是根據抵達的大腦部位而被解釋。在解析時，我們發現思維過程會建構假象（simulacrum），告訴你發生什麼事，再據此回應。由於這些建構物是個別且個人的，因此瑜伽概念認為，它們是**幻覺**（maya；幻象〔illusion〕），或以更極端的說法來看，假象形容的事物其實就是幻象本身，即**造化勢能**變動的外表會暫時交織在一起，而我們透過心靈建構調和出錯誤的持久性與有效性。在此理論下，瑜伽修習者假設有一絕對現實（所有事情「已經被創造」或「可以被創造」），但這些幻象阻止我們進入。

你可以將**幻覺**想像成一個通往解放的道路，而非阻礙。你可以將參與**幻覺**變成一個有創意、助益的活動，而不只是接受性的誤解。當藝術家畫出一幅風景，他們並不會假裝這幅畫與他們所描繪的風景是同一回事，而是塗抹在畫布上的平凡顏料。所謂客觀的風景描繪並不存在，只有風景本身可以**做到**此事。這類觀點帶出絕對現實可能的樣貌，而藝術家的描繪會引來他人解釋。透過藝術哲學，瑜伽修習者每次執行一個動作或表演一個系列時，也在嘗試相同的事情。

流動瑜伽作為藝術哲學

如上述，在**流動瑜伽**中，修習者的行為就像他們是**般尼克（*pranic*）**能量的輻射，從**根（基礎）**開始，並透過軀幹「放電（discharges）」，再

通過腳，接著超越意識體積的極限，即**空間之間**。如同畫者不會錯將自己的畫作當成真正的風景，流動瑜伽修習者也不會認為這就是一切事物的模樣。這是一種在**集中／一境性**之中投入身體與思維多個部位的想像方法，也是一個基於一口氣接一口氣、針對思維如何在**空間之間**投入絕對（The Absolute）上給予額外觀點的方法。你不會對感知的事物有所依戀，因為下一次呼吸帶來的事物會是全新的。

本章對藝術的使用及自然比喻，是為了致力於展現當瑜伽作為藝術哲學體驗的可能性，而藝術哲學試圖將美的體驗定義為透過鑑賞來瞭解現實。還有其他可能且極具創造性的方法可以實現這一點，有些會以類似抽象概念為基礎發展技巧，好比嘗試在所有事物中看到上帝（God）、愛或道德倫理等。

瑜伽思想常見的主題為「受苦（all is suffering）」。但若**實踐**與信念是基於「快樂（all is delight）」，瑜伽（與宗教）**經驗**會如何不同？受苦跟快樂似乎都太過絕對或限制，以至於兩邊都不允許類似的美結合成「甜蜜的悲傷（sweet sadness）」等概念。而嚮往（yearning）與渴望（desire）之間略有不同，「渴望」指的是分離的事物（我渴望巧克力），但可被滿足；「嚮往」則是指補救該分離很困難（嚮往某人的年少生活），而不管它如何悲傷，仍有「甜蜜的」部分。這點影響了來自西方黎凡特（Levant）的宗教，即與上帝分離，卻嚮往更加接近。瑜伽也是一樣，其對結合（union）的要求意味著顯著分離是實踐的一環。這也可以解釋，為什麼瑜伽實踐應該是強烈的，因為它們的動力來自於強烈的情感，即分離的甜蜜悲傷。這也代表其實踐

十分困難且必須有所承擔，畢竟在成功後也可以獲得強烈的回饋。

　　透過瑜伽實踐，我們會暴露許多自我（Self）給自己。然而，瑜伽概念堅持真自我（我們的「真名」）必須跟**純意識**相同。在上述結構下，這代表自我如同宇宙中的所有事物，也在一種「生成性（becomingness）」的狀態。而瑜伽修習者即是透過**體位法**的靜止或**流動瑜伽**的持續移動，來設法追求對整體（unity）的理解。

注釋

1. 他們甚至進一步討論到，就歷史來說，人們在理解經驗／信念／實踐等環環相扣的結構時，重點一直在超自然與科學之間搖擺。最近，重點已擺晃到科學的延伸，且似乎不太會再搖晃回來。他們銳利地觀察到：「今日普遍試圖在科學與宗教之間達成和解，但他們不可避免地在最後調整為宗教信念，而非科學發現。」（290）

2. 伊利亞德將瑜伽放進宗教歷史的傳統。他在其瑜伽人類學專著中，總結推斷：「想要知曉這些『神祕』，就必須將自己提升到另一個存在模式，而為了達成，人必須在這一生『死亡』，並犧牲歷史創造出的此岸的『個性』（個性會在我們自身歷史所有回憶之上）。」「在生命中自由（Liberated in life）」，而活在世俗中的解脫者（*jivan-mukta*）不再擁有個人意識，即懷有個人歷史的意識，但有見證（witnessing）意識，該意識是純粹清晰且自發性的……（瑜伽）在人類宗教歷史的普遍傳統中找到定位──該傳統在於預測死亡，以確保在神聖化（sanctified）的生命中重生，也就是說，透過神聖整合，生命成為**真實**。」（1958, 363）

3. 他也指出這個想法是「萬物皆需火，而火也需萬物」。檢索自伊恩‧麥克里斯特的著作（Iain McGilchrist, 2009, *The Ancient World*）第八章注釋，第 58、60 頁。

4. 然而**神我**與**原質**以及它們之間的關係，在數論哲學中是有爭議的（二元論與一元論）。你可以將**原質**理解為「物質」、「創造物或創意」或「本質」；而**神我**則可理解成「心靈」、「人類」、「人」、「存在」或「靈魂」。**神我**常翻成「（純粹的）意識」，有時則是**原質**為「意識」，這中間的歧異主要是因為意識的基本概念是有問題的（Jamal Jones, p.c. 21 October, 2020）。

5. 在《*Yoga: Immortality and Freedom*》一書開頭，米爾恰‧伊利亞德介紹了**業力（*karma*）、幻覺（*maya*）、涅槃（*nirvana*）**與**瑜伽（*yoga*）**等四種術語，並描述其在理解絕對現實中的重要性。「（1）一般因果法則將人類與宇宙連結，並迫使其不斷轉世。這是**業力**法則。（2）產生並維持宇宙的神祕過程，藉該過程使『永恆輪迴（eternal return）』的存在成為可能。只要人類被忽視（avidya）蒙蔽，他就必須承受（更糟則是賦予有效期限）**幻覺（*maya*）**，即宇宙幻象。（3）絕對現實「位在」超越被**幻覺**編織的宇宙幻象，且超越以業力為條件的人類經驗的某處。純粹的存在（pure Being）、絕對（the Absolute），它可能有各種稱呼──自我（the Self〔*ātman*〕）、**梵**、無條件、超越、不朽、不可毀損、**涅槃（*nirvana*）**等。（4）達到存在的方法、獲得解放的有效技巧。確切來說，這些方法主體組成了瑜伽。」

6. 到處皆是「大同」涵義的專有名詞。像整體、一體、絕對、無限、絕對現實、宇宙、宏觀世界、天地萬物、現實、全體、**梵**、全部等。這些術語致力於表達「此即為整體（that which is all）」，且每個都有細微的差異。在整個過程中，我們使用了其中的許多詞語，期望各式意義皆能納於其中。

7. 傑森‧伯克（Jason Birch）之「中世紀晚期瑜伽文本的體位遽增」，刊載於《*Yoga and Transformation Historical and Contemporary Perspectives*》，由卡爾‧拜爾（Karl Baier）、菲利普‧馬斯（Philipp A. Maas）、卡琳‧普雷森丹茨（Karin Preisendanz）所著（維也納：維也納大學出版社，2018，101-180）。傑森‧伯克在其**體位法**劇增與來源著作中提到：「就我目前瞭解，中世紀的瑜伽文本並沒有拜日式與流動瑜伽的顯著現代實踐。」他還提到：「在其老師克里希那馬查（Krsnamacarya）的傳記中，A‧G‧莫漢（A. G. Mohan）……定義了流動瑜伽，並認定流動瑜伽是克里希那馬查的發明：『流動瑜伽是克里希那馬查的體位系統中的一個特點。許多瑜伽學生無疑對這個字感到熟悉，它已經愈來愈多人使用，且經常用來描述瑜伽課程的「風格」，就像「哈達流動瑜伽（hatha vinyasa）或流瑜伽（vinyasa flow）」。對克里希那馬查的教學來說，流動瑜伽是必要的，或許也可說是獨特的。就我所知，他是在上個世紀初次介紹該概念的瑜伽大師。從本質上來講，流動瑜伽是由一個體位或身體位置移動到另一個所組成，並將呼吸與移動結合。』」（138-139）

8. 馬丁‧里斯（Martin Rees）非常值得拜讀的著作，針對宇宙規模與構成提出清晰想法。

9. *yama* 被認為是克制可能也與閻王有關——死亡或結束等同於閉氣，此時**生命能量**的排出會停止或停滯。然而斯瓦米‧拉瑪認為，*ayama* 可能代表「擴展或顯現」（Rama, 1979, 72）。

10. 作者偶然得知該術語在馬來西亞是「原始點（point of origin）」，且在「glosbe.com」從馬來文翻回英文時，可以發現如開始、原因、原始、原始的、根源等定義。就印度文明宗教起始於第七世紀，且對古代馬來語造成影響來說，其實並不令人意外。

11. 辛哈（1986）提及**巴坦加里**在《瑜伽經》（*Yoga Sutras*）（2:54-55）描述感官收攝，而決定的描述可在「2:33, 53」找到。

12. 我們用數字表示可見宇宙的廣大（100-140 億光年大小），但實際上卻對我們的生活方式無任何影響。當我們開始仔細觀察旅行家 1 號（1977 年發射）花多少時間才抵達太陽大氣層遭遇來自星際空間粒子流的地方（接近 30 年）時，且當我們發現這些以光速移動的探測器訊號會花約 15 小時到達我們這裡，而最接近的星星大約是在 4.5 光年之外時，我們已經接近實際想像的極限。考慮到太陽只是銀河系約 1000 億顆星星的其中之一，而從我們的望遠鏡可知現存如此多的銀河系，我們正處於巨大到令人難解的領域之中。而其中極小的事物也同樣讓人困惑不已。馬丁‧里斯討論到宇宙非常早期結構的時間尺寸與規模兩種概念，他高雅地寫道：「對任何可靠後估（backward extrapolation）的絕對限制都是由量子理論所設。這個理論的關鍵概念是海森堡（Heisenberg）的測不準原理（uncertainty relation），意指你愈想確定某個東西的位置，量子（能量包）就愈活躍。當能量過於集中且可能內爆為黑洞時，會有一限制產生。該限制即為普朗克長度（Planck Length）——該值為 10-33 公分，比質子小約 10 的 19 次方。該極小長度除以光速，則定義了最小可測量時間間隔，即普朗克時間（Planck Time），約 10-44 秒。」（Rees 2001, 127）

13. 理論上來說，意識的體積可是無限的（無界限），但若要稍微限制，你可以說它大約是各個方向延伸出去約 140 億光年，該數字是以宇宙在光速限制以及假設擴展速率下導出。你也可以假設為，超出該限制的一切如同感官限制可領會的部分。

14. 非理性的信念（leap of faith）此一表達特別與丹麥哲學家索倫‧齊克果（Søren Kierkegaard）有關。他曾表示信仰的前提在於無法證明。他個人的「非理性信念」是宗教，但他也認為有所謂的道德（好跟壞）以及藝術（被視為美的）非理性的信念。最重要的是，他將信念視為親身體驗。

15. 伊恩・麥克里斯特（Iain McGilchrist）的傑出著作《*The Master and His Emissary*》（關於腦側化）描述了他對分類的中肯見解，以及憂鬱這個角色的想法。而豪爾赫・路易斯・波赫士（Jorge Luis Borges）適當地借用了該書名。

附錄 1：反映與實驗

1-1 人體智慧

哲學尋求驗證困難的問題，以理解存在的複雜性。廣泛來說，哲學探討倫理（好與壞）、認識論（知識）、藝術（美的概念）、形上學（時間、空間、神）與政治。哲學家「思考」釐清問題，並提供解釋證據。在教學中，你是否認為可在無哲學層面下教授瑜伽？若可，它如何與其他運動實踐形式區別？

1-2 均衡或靜止

瑜伽的其中一個形上學宗旨為「純粹的意識（pure consciousness）」，即存在的無自我（self-less）、不變、不可毀損與永恆狀態。既然只能透過思維（體現經驗）知道「無自我」的存在，我們是否有可能去沉思一個「無自我」的原始存在？而透過物理實踐獲得哲學發現的可能性為何？呼吸均衡結合移動均衡，是否會帶來思維均等？而這個思維均等是否是瑜伽探究上進入宇宙本質的先決條件？缺乏移動與呼吸是否會使思維靜止？而這是否又會顯現純粹意識的本質？這些前提中是否有任何會影響你的實踐？若有，如何影響？你是否覺得你對這些方法的個人經驗給予你權限，使教學更加令人信服？

1-3 拓展無限

在談到整體現實時，我們會用許多術語來支持該論點。例如，黑格爾（Hegel〔Herbermann 1913〕）使用**絕對**（*The Absolute*）來指稱「所有存在、真實與潛力的總和」。其他類似的用語還包括整體（Totality）、**梵**（*Brahman*）、全體（The All）、現實（Reality）、無限（Apeiron）、宇宙（Cosmos）、大同（Great Unity）等。這類概念在哲學與瑜伽中都需要非凡的想像力，但卻非「都可以（anything goes）」。物理現實的規模很廣泛，它可以是無限且無邊界的，也可以假設是我們可觀察的 250 倍大（根據光移動經過空間曲線時的行為方式），但哲學與瑜伽仍未能藉由研究他們可做到的事，以及從推論的部分理論化，來試圖面對此問題。這個練習是為了將你的吸引力轉到該規模大小。在這種情況下，紀律的悖論與假設的

結構想像可促進研究無限（boundless）的一致結果。你能想像宇宙的巨大嗎？而你又會如何藉由物理實踐投入其中？

類比（analogy）是進行這種想像的其中一種方法。先放一個物品在你的面前，再將第二個物品放在第一個的 1 英尺之外，用這個來表達地球到月球的距離。而地球到太陽的距離約是 9300 英里，光則需要 8 分鐘半走到這個距離。依據前述月亮到地球的比例，這代表太陽約是 10 碼遠，大約是你在房間時，離你最遠的那面牆。太陽系的邊緣稱作「太陽風層頂（heliopause）」，且估計離太陽 113 億英里遠，這個距離有點像是離你最近的購物中心。從這裡到最近的星星約是 4.3 光年，或以月球為 1 英尺來計算，約是 470 英里。從你的所在地到銀河系中心約 18000 光年。若以我們的規模來看，算起來大約是 200000 英里，接近你開車到月球的距離，即假設你一個小時開 60 英里，每天開 24 小時，並花上 4 個月的時間。目前可感知的宇宙邊緣約是 140 億光年，而開車則會花上 238000 年。假設你所在的房間或可看到的景色是你的可感知宇宙，你該如何實踐才能越過感官的知覺（the perception of your senses）？

1-4 時間、空間，以及意識體積

感官是如何告知我們空間的模樣？意識體積的大小是透過感官相互的關係與我們的原動力回應而來。這些互動場所是在我們物理身體之外的想像之地，而我們的動作會在這些地方與「其他（other）」混和。大多數物理皆為自我參考（self-referential），我們會去檢測如肌肉伸展的壓力、平衡穩定或關節移動，以及它們對意識的影響。然而，**流動瑜伽**實踐認為，要瞭解自己以及我們對現實的建構，身體移動的世界也是一樣重要且具影響力。

當我們將手放到地板，它們會感知相對明顯的資訊如質地、均衡、穩定，以及密度（木頭？混擬土？橡膠墊？）等，還有因為太明顯而可能忽略掉的，如重力影響。重力知覺顯示，在手與地板之間的直接接觸以外，也有力量跟物質的存在。這代表，除了我們容易察覺的空間之外，還有更大的空間存在。其他感官也會讓我們瞭解到該空間的存在。好比氣味會讓人知道還有其他人在房間，或香可能代表一個儀式空間。我們的意識會去解析牆壁殘響、呼吸空氣的細微味道，以及眼睛所見的空間資訊。你該如何研究自己分析時間、空間之間關係的方式？

請將你的手指沿著一張桌子盡量慢慢拖動，並配合手指移動的速度從鼻子吐氣，接著試著吸氣。你注意到有什麼不同嗎？嘗試用上述方式以手指做出拜日式，並評

估手指在空氣中移動、放在地上時的感覺。你有辦法始終保持呼吸的均衡嗎？這個努力的過程會如何影響你的心靈？手指與桌子或墊子的穩固性之間的關係，以及手指在空氣中移動的感覺，有何不同？你會如何描述你傳達給桌子或墊子，以及傳達給空氣的不同？吸口氣，接著閉氣，再做出完全的拜日式。這如何改變了移動均衡？如何改變感覺？當你的動作快或慢時，會否影響到你重視該體驗的多寡（或一樣）？為什麼？

1-5 除去多餘的，辨別需要的

若現實的「真實」就落在發現何為必要、何為多餘，你該如何分配？**流動瑜伽**有一解決方法，即藉美感情緒融合其他所有，就可透過多種因素的整體來體驗必要性。**體位法**則試圖減少投入體現自我，直到只剩「純粹的意識」本質存留。在兩種方法中，什麼是必要的（專注、力量、耐力或簡易）？什麼是多餘的（擔憂、野心、關係、害怕或渴望）？如果你把這些東西拿掉，你是拿掉了還是增加了「欣賞」與「歧視」？

當你放棄多餘的事物，是否能體驗到這些「依戀」無法獲得的「狂喜」或「平靜」或「敬畏」？還是說，這些對體驗狂喜或受苦而言是相對必要的？若狂喜為永恆，你可以在沒有受苦的相對狀況下欣賞它嗎？依戀是否一定會導致受苦，或成為狂喜的阻礙？你是否願意對所有存在「不感到快樂」，以體驗到不執著（nonattachment）的終極狂喜？你是否已被說服認為狂喜可透過物理實踐達成？若否，這會如何影響你的實踐與教學？

1-6 藝術哲學：學習去看

人要如何精煉他們對於瑜伽的審美？這個練習旨在探討並意識到增進藝術經驗的品質層面（而非模仿技巧），並瞭解執行過程中的意義進化。請隨機選擇一個瑜伽圖片，並研究一下，你第一眼看到這張照片時，非完全欣賞的部分。背景元素是什麼？是在健身房、攝影工作室或室外？用具周圍有什麼？旁邊是否有其他人？他們又在做什麼？燈光照明如何？你覺得在這張照片之前發生了什麼事？在這之後發生了什麼事？如果你看得到主體的臉，你覺得他們的眼睛在做什麼？他們的嘴唇在做什麼？他們的手腳看起來又如何？你是否可以跟著模仿？可以的話，當你在做時有什麼感覺？請讓臉（手或腳）做一樣的事情後拍照。且在評估你自己這張照片的同時，請考慮兩件事情：若要更好地模仿原始版本，你會怎麼做？以及，你如何簡單地直接重新拍照，以在自我評估下更好看？你必須實際去「做」，而非只是思考。

TEACHING
CONTEMPORARY
YOGA

請選擇或想像一個姿勢或一個系列。要做到該動作，最好的環境（工作室、海邊、山頂、城市街道）應為何？最理想的服裝為何？眼睛應該閉上還是張開？該專注往內還是往外？應該要搭配什麼音樂？看起來是沉重還是輕盈？你需要準備什麼，才能將這些事物從潛力帶往存在？

1-7 我們該如何將事物理解為短暫？理解為純意識？

如果**純意識**是潛力，你該如何在物理實踐中驗證該潛力？你可以讓某些東西可能存在，但尚未意識到嗎？我們身體各個結構層面可讓我們做到某些事情（劈腿〔splits〕），但有些事則不一定能做到（跨坐劈腿〔straddle splits〕）。你覺得將什麼帶進「存在」是有成效的？為什麼？這是否可為**純意識**帶來洞察？還是它的價值僅止於造化勢能？

參考文獻

· Bhaktivedanta Narayana Gosvami Maharaja, Sri Srimad and Śrīla Bhaktivinoda Ṭhākura, *Pure Bhakti: Bhajana-rahasya*, 2nd Edition. New Delhi: Gaudiya Vedanta Publications, 2015.

· Birch, Jason. "The proliferation of asana-s in late-medieval yoga texts." In *Yoga and transformation historical and contemporary perspectives,* edited by Karl Baier, Philipp A. Maas, and Karin Preisendanz, 101-180. Vienna: Vienna University Press, 2018.

· Coomaraswamy, Ananda K. *The dance of Siva: essays on Indian art and culture.* New York: Dover, 1985.

· Cooper, David E. "Introduction." In *Aesthetics: the classic readings*, edited by David E. Cooper, 1-10. Oxford: Blackwell Publishers, 1997.

· Eliade, Mircea. *Yoga immortality and freedom*, translated by Willard R. Trask. Princeton: Bollingen Foundation, Princeton University Press, 1958.

· Herbermann, Charles, ed. "The Absolute." In *Catholic Encyclopedia*. New York: Robert Appleton Company, 1913.

· Jakubczak, Marzenna. "The purpose of non-theistic devotion in the classical Indian tradition of Sāmkhya-Yoga." *Argument*, vol. 4 (January, 2014): 55-68.

• Jaspers, Karl. *The origin and goal of history*, translated by Michael Bullock. London: Routledge, 1955.

• Johnson, Williams J., translator. *The Bhagavad Gita*. Oxford: Oxford University Press, 2009.

• Lewis-Williams, David and David Pearce. *Inside the neolithic mind*. London: Thames and Hudson, 2005.

• Mallinson, James and Mark Singleton. *Roots of yoga*. New York: Penguin Books, 2017.

• McGilchrist, Iain. *The master and his emissary: the divided brain and the making of the Western world*. New Haven: Yale, 2009.

• Rama, Swami. *The science of breath*. Delhi: The Himalayan Institute Press, 1979.

• Rama, Swami. *Sacred journey: living purposefully and dying gracefully*. Delhi: Himalayan Institute Hospital Trust, 2002.

• Rees, Martin. *Our cosmic habitat*. Princeton: Princeton University Press, 2001.

• Sinh, Pancham. *The Hatha Yoga Pradipika: Sanskrit text with English translation*. New Delhi: Munshiram Manoharlal Publishers, 1915.

• Sinha, Phulgenda. *The Gita as it was: rediscovering the original Bhagavad Gita*. LaSalle: Open Court, 1986.

• Stark, Rodney and William Sims Bainbridge. *The future of religion*. Berkeley: University of California Press, 1985.

• Tarnas, Richard. *The passion of the Western mind: understanding the ideas that have shaped our world view*. London: Pimlico, 1991.

• Vasu, Rai Bahadur Srisa Chandra, translators. *Siva Samhita*. New Delhi: Munshiram Manoharlal Publishers, 1914-15.

2

瑜伽教學：
方法論、意義、儀式

關於打鼓，其中一種最強力的面向，以及人們之所以從作為人類的開端就持續從事該行為，是因為它會改變人的意識。透過儀式聲音節奏的重複，身體、大腦、神經系統可獲得能量與轉換。當一群人玩節奏到一定長的時間，他們的腦波會搭載上該節奏，即共享該腦波的狀態。打鼓愈久，搭載的強度愈高。這可以說是一種最古老的聖餐。

萊恩・賴德蒙（Layne Redmond）[1]

現代瑜伽方法：儀式潛力

為了維持清晰的哲學（理論），你一定得構思出一種哲學戒律可經測試的方法。該方法需具備一種實驗方式，即該理論的試驗場，並產生許多可用來進行調查的技巧。若**理論**、**方法**、**技巧**都合而為一，或許就可套用到任何形式上。形式（你實際上練習的瑜伽姿勢跟移動）並不重要，畢竟實踐的方法會透過技巧執行，而這些技巧會從完全根據理論的方法而來。簡單來說，實踐會為了以嚴謹思考為基礎的實驗而存在。[2]

許多人體瑜伽的教學方法都鼓勵體驗式學習（experiential learning）。接下來的分析會著重在一些實踐方法，而當透過專注與有凝聚力的教學方法時，實踐可能會被理解為轉變型的教學法。瑜伽修習者會努力尋求個人轉變（transformation），以更瞭解現實本質。因此，本章會先藉由表演理論、心理學、人類學的戒律，來探討轉變（儀式）的動作。所有文化都會使用儀式去輔助人度過重大時刻，儀式也是個人與群體狂喜（劇烈）經驗、意義創造、展現創意時的主要場所。

瑜伽：轉變儀式

神聖並不在天堂或遙遠之處。它就在我們身邊，而小小的人類儀式可幫助我們與其連結。

艾爾瑪・盧斯・維拉紐瓦（Alma Luz Villanueva）[3]

部分人認為儀式主要出現在宗教執行的情境中。但儀式其實會出現在生活的各個面向，且通常會以平凡的樣貌結束。通常在渴望一個事物的結果不甚明確時，儀式就會開始盛行。例如，運動盛事充滿了各種儀式性的行為，而隨著表演的壓力（壓迫）增加，這種情形也跟著加重。在棒球賽事中，打者上場時有精細的儀式，對方投手也是一樣。當一般認為打者上壘或投手三振有困難時，這種情形就更能理解。外場球員對於結果有更大的控制權，但當他們在看到並打算接球時，卻幾乎沒有什麼儀式性的行為，那麼為什麼打者會有一系列例行的手勢？因為他們相信執行這些動作會增加成功的機率，或更正確地說，若不執行就會有失敗的風險。這些場合中的手勢十分神奇。它們可以幫助你尋求超自然的援助，而這都是為了打出全壘打這個再平凡不過的目標。同樣地，瑜伽的最終目標在於啟蒙，而結果也往往不盡明確。

儀式行為常伴隨崇高志向。不斷重複練習拜日式（Sun Salutations）搭配念誦（不管是呼叫或回應，或是透過重複）、每日練習系列動作，以及每日實踐重複本身，都展現了儀式性的動作。

「儀式」通常被描述為**重複**（*repetition*）、**過多**（*redundancy*）、**風格化**（*stylisation*）的行為。然而不管儀式的實踐方式為何，都絕非無來由，反而是帶有目的性、具備重大意義的過程。在《*Rites of Passage*》一書中，阿諾爾德·范亨內普（Arnold van Gennep）指出儀式擁有三個階段，分別為**分離**（*separation*）、**轉換**（*transition*）、**整合**（*incorporation*）（van Gennep 1960）。[4] 在第一個「分離」階段中，新成員會將他們自己從日常或世俗的狀態脫離（或是被脫離）。這會將他們導向二階段轉換，在此階段，新成員會嘗試轉型過程。「轉換」階段有某種程度的風險與破壞性，因為這個經驗可能會導致心靈或身體的傷害，甚至是死亡。然而，若從將新成員自社會與文化譴責中釋放來看，它是「安全的」（van Gennep, 1960, "The Territorial Passage", 15-25）。「轉換」是一個「時間之外的時間（time out of time）」過程，其文化與社會準則可能會受到檢視（測試及／或證實），而平時理解的一般規則也會暫時中斷。這種爭論經常可以引向創新，畢竟在儀式的情境之中，所謂的界限通常會在「安全的」狀況之下被測試。最後一個階段「整合」，新成員會在轉換的狀態下回到社會秩序之中。

　　「轉換」經常被認為是一種淨化或意識狀態轉變的經驗。當規則中斷，人們在文化約束之外行動，很可能會走偏。這種閾限（liminality〔邊界狀態〕）會威脅到成功的整合，不過卻允許探索與實驗（創意）。閾限也會導致衝突，畢竟規則中斷會讓所有事物都呈現可爭論狀態，甚至儀式情境之外的也一樣。克里弗德·紀爾茲（Clifford Geertz）也提到同樣的過程，他指稱轉型的創意潛力為「心靈深戲（deep play）」（Geertz 2005）。約翰·赫伊津哈（Johan Huizinga）則在其 1938 年的出版刊物《遊戲的人》談及「魔

法陣（magic circle）」，並將儀式空間隱喻為「時間之外的時間」（詳見圖2-1）。這個魔法陣被認為是「神聖空間」，而動作會在其中發生。在該空間中，動作被不同規則約束，而表現時會被歸屬於不同（象徵的）意義。該魔法陣中產生的動作，可能會同時考驗與重申文化準則，因尋常規則在該空間將暫止，而創意是可能的。其中的經驗經常會導向「淨化（catharsis）」（Huizinga 2016）。

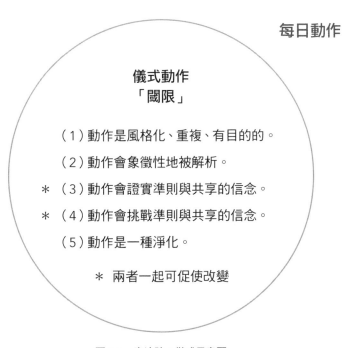

圖 2-1　魔法陣：儀式示意圖

瑜伽可視為一種儀式實踐。儘管聚集在一個團體課程中，人們仍期待安靜或悄悄進行對話。你會赤腳進入實踐空間，服裝可以是裸露或合身的，男性甚至可以不穿上衣練習。老師可能會碰觸學生的身體，而這些場

合除了新成員之外，皆脫離限制，也可聽見呼吸同步。這些動作在瑜伽工作室的意義會不同於在此之外表現的意義，這也代表他們的解析會藉由儀式情境調整。根據赫伊津哈所說，藝術、運動、宗教領域都是在魔法陣內發生時被看見。是這個「框架（frame）」讓這些活動變得神聖，並使意義有象徵性。同時，透過人體瑜伽實踐，你應該要注意——不要只單純以表現來評斷動作的意義，而是這個情境中創造出的閾限允許轉型，維克多·特納（Victor Turner）將閾限形容成創造之母（Turner 1967）。在瑜伽教學情境中，你可以發現儀式在改變過程中擔任的角色十分重要且強大。瑜伽老師將有機會開始並引導儀式的進行，讓學生在身體實踐中有更深的體驗。

湯瑪士·德賴弗（Thomas Driver）認為，儀式技巧訴諸於文化上的特定「法則（laws）」，其不同於我們認定為「科學」事物中不變的法則。也因此，「魔法」即儀式動作的改造力量，「會在現實的社會文化框架中運作」（Driver 2006, 172）。在「瑜伽社群」的共享規則、意義的情境之下，瑜伽的改造力量是有可能的。這些規則不需要跟隨科學法則或更大的社會體制，而支持這些規則的信念可同時藉由另一個分離的文化信念把持。因此，現代瑜伽老師可能會生活在這個世界，卻又同時與其分離，他們會身處於一個為了狂喜經驗而創造出的環境。由於在社會規範與世俗結構之外的情境運作，儀式可讓修習者擁有無法於每日社會約束下產生的經驗。若你不中斷規範，就無法證實與／或爭辯，這是所有儀式執行帶來的結果。當在象徵性的情境中被理解，瑜伽老師跟學生為了儀式實現而採納瑜伽的這種分離信念，會非常具生產性；這些信念仍是假設，故不應該被視為有

事實（及科學真實）支持的字面真實，以免他們失去改造潛力。

　　藝術之所以「神聖」（分類上來說，好比儀式），是因為它們會透過不同套的規則被解析。一般模式的解釋會中斷，取而代之的則是象徵性的解析方式（而非功利主義）。這允許解釋的流動性與不同的個人經驗，畢竟解析的規則更為彈性。儀式部分是為了產生美感反應，其中創作者的意圖會與執行有連貫性（人們在瑜伽的形式與移動中理解意圖）。瑜伽老師會指導學生如何同時成為行為者與觀察者，學生也會學習如何具批判性地觀察自己的藝術創作。為了更有儀式效果，瑜伽課程需要釐清目的，這個釐清的過程是老師的答覆，而老師在其中擔任儀式專家，引導新成員經過該過程（實踐儀式階段），並闡明與專注在清晰的目標上、確保新成員安全、將他們的經驗情境化，並在儀式結束後精簡整理。

▌儀式動作特徵

　　理查德・謝克納（Richard Schechner 1985）從人類學與表演理論的觀點指出，儀式動作的特色會幫助闡述瑜伽實踐的儀式真實（Schechner 2008 ／ 2009）。[5] 我們會在瑜伽實踐中發現以下 8 種**特色**，而當你認出後，老師就可以將其用來為學生增進有意義的經驗，並創造敏銳的觀察力（heightened awareness）。

行為／動作會改變其功能

　　例如，在瑜伽實踐中，呼吸不只是一種自主動作，而是（透過放慢與

同步）被控制來移動**生命能量（*prana*）**，並提供專注力。身體扭曲是一種「失去身體（lose the body）」的方式，而導向觀察（冥想）則是精神進化的手段。物品的使用也有全新意義。練習墊的使用、放置與空間、輔助工具的收集與安排，以及圖示／圖像的定位等，都有其特定、象徵性且崇高的意涵。因為它們不只是功利主義，而是必須保持乾淨、良好的存在。

這種儀式情境經常會打破文化禁忌。如光腳被視為乾淨，而非遭玷汙。而在某些系統中，人們甚至會被期望親吻大師的雙腳，並在其面前跪拜，這些實踐都對西方價值與行為有所衝突。[6] 人們不鼓勵飲水，因為會減少**苦行（*tapas*）**之火（儀式熱度）。可聽見呼吸、公共「睡眠」（**攤屍式〔*savasana*〕**）或坐在地上，若無參與者要求，都是理想的行為。在某些系統中，也會期許在不出汗的情況下表現縝密的身體運作。在阿斯坦加瑜伽（Ashtanga Yoga〔Jois〕）中，如果你流汗了，則必須將其按摩回去皮膚內（Jois 2010）。[7] 這些非常規行為都是儀式上定義情境的展現。

儀式化的移動會從原先的動力中獨立，並發展出自己的動力機制

瑜伽中執行的移動跟形狀是隨機的，但可能會被定義為「神聖幾何（sacred geometry〔Iyengar〕）」，或為精神與／或物理進展的完美排序（Ashtanga and Bikram）。學生可能會只按照老師（阿斯坦加）的指引發展，或在特定時間練習特定移動，抑或回應季節的、心理的、天文狀態（阿育吠陀 [8] 或阿斯坦加月亮日 [9]）。我們會在瑜伽實踐中以特定目的運用靜止與移動，你可以透過特定姿勢釋放煉金術的力量（Alchemical powers）；孔雀式（Peacock Pose）可讓你免疫於遭蛇咬傷；獅子式（Lion Pose）會給你力量；

一字馬（split）則可將你連結到神話化身——哈奴曼（Hanuman）。

移動會誇張化且有韻律感

移動的重複與風格化堪稱是拜日式的典範，但你或許也能在阿斯坦加於五次呼吸中維持姿勢，或是畢克藍（Bikram）在每個重複動作中維持60、30秒中看到類似情形。努力表現出極端的身體扭曲、更深層的後彎或一字馬等，也都算是一種。呼吸會透過韻律、中斷、比率進行有節奏的控制，其在吸氣、吐氣上都會延長，並維持長期間。

移動與形狀也可能在覺得不舒服的時間點誇張化，而修習者會被期許「克服」。他們會刻意隱瞞痛苦或受傷，以在困難的情況下找尋平靜，或抵抗來自自我的過往「阻礙（blockages）」（針對心靈、精神、情緒、身體）。你會經常儀式性地實踐對稱或不對稱。例如，大部分從克里虛那瑪查雅（Krishnamacharya）發展的傳統中，人們會以兩邊表現姿勢，但通常會先從右邊開始。[10] 而儀式意義中不存在實用性。

移動會經常凍結為姿勢

許多瑜伽系統的特徵在於——會中斷維持重複的移動。阿斯坦加流動瑜伽（Ashtanga Vinyasa）即是經典例子，不過也可見於施化難陀瑜伽（Sivananda Yoga）的衍生派系，就像呼吸法實踐中的間歇性呼吸摒息（**閉氣** 〔*kumbaka*〕）。特別是**鼻孔交替呼吸法（*nadi shodana*）跟頭顱光明呼吸法**（*khaplabhati*），兩者皆有間歇性的移動與維持。

表達行為的門檻降低

一旦學習到儀式表達的規則後,你可能會透過更大過程的小指示溝通。好比招呼語「*namaste*」(我向你鞠躬)會喚起能量身體之間的連結,而你可能尚未在動作中感受到這些。當你說一個人「本身就很完美」時,暗示著不管是什麼樣的努力都是合理、有意義的,也是一種文化上共享信念的表達。只是簡單念誦**唵**(*Om*),也可以送出與宇宙溝通的信號,以及創意力量。最後的姿勢——**攤屍式**象徵死亡,人們甚至認為其是在人真正死時融合的實踐。

某些移動被簡化為刻板印象、更簡單的移動

你會在許多瑜伽傳統移動轉換或其他儀式性的活動發現簡化的情形。如從坐到站就有無限種方式,但這些選項在瑜伽轉換中被減少與簡化。移動的例行公事化會導致刻板的順序,如同那些進入與離開**攤屍式**相關的過程[11],就增添了移動的儀式力量。

符號行為變得明確

在工作室或實踐空間的情境中,行為被賦予了特定意義。人們期許你遵守老師的指示,除非老師給你機會選擇自己改變。實踐空間並不鼓勵學生之間對話。而完成之後得到的掌聲則符合工作室準則,人們將此視為強力向他人表達支持與肯定的方式。念**誦唵**則用來清楚表示儀式過程的開始或結束。**攤屍式**的姿勢也是一樣。修習者會說「*namaste*」來打招呼,如同天主教徒會相互說:「願平安充滿你,與你相隨(may peace be with you, and with you)」,以點出社群成員之間的情感與安詳的期盼。

行為的空間定位會隨著一般事件改變

在這裡，並不難評估人體瑜伽實踐的相似之處。人在空間的定位被賦予特殊意義，而學生們也會被指示將墊子以特定間距放在某個位置。在「畢克藍」與「阿斯坦加」系統中，老師可能還會安排更多高階學生在練習空間的前面；而在其他系統中，學生則可能互相面對面，這樣的方向意指提高實踐經驗的共享真實。在瑜伽教室裡若產生碰觸，不管是師生之間輔助或修正，或是學生之間的搭檔姿勢，抑或其他交流動作（牽手、盯著對方眼睛等），都侵犯了身體接觸規範的正常界限。[12]

這 8 種特色展示了瞭解儀式執行潛在力量的老師，會如何為學生創造更深層、更有意義且潛在的轉換經驗。為了將最有效利用的儀式動作當作工具，你必須瞭解瑜伽課程即是一種儀式發展。老師對這個進程的引導提供了一種課程建構的方法，這種方法更有可能引導學生達到情感宣洩的體驗。

實踐的儀式發展

如前述，根據范亨內普所說，三階段的儀式發展中，每一階段都代表一個轉變時期。我們可以用「**透過儀式（*Rite of Passage*）**」來表示某個個人為了進入另外一個群體或狀態，而離開原群體或狀態。這涉及社會或文化情境中重大的狀態改變。同樣地，范亨內普將**加強儀式（*Rite of Intensification*）**視為狀態改變，但為群體，而非個人。兩種儀式對群體的成員來說都是重要的轉換，瑜伽課程可發揮「透過儀式（個人）」、「加

強儀式（群體）」或同時兩者的功能（van Gennep 1960, "Individuals and Groups", 26-40）。在瑜伽課程中，每個人可能會在不同時間點展開儀式經驗（**分離**），但卻有一個共同正式投入儀式過程的瞬間，即在課堂開始時念**誦唵**的瞬間，人們在此刻是凝聚在一起的。當進展持續，學生可能會在藉拜日式移動時，同時體驗到轉換，並於之後的**攤屍式**的共享寧靜中**融合**。

分離會使你準備好進入儀式「劇本（play）」，而真正的改變會在此發生。這裡提到的**劇本**是以赫伊津哈的定義使用，其為文化的一種基本層面與產生方式。劇本是一項充滿象徵意義的行為，它並非字面上這麼簡單，而是在儀式領域中上演。這跟以功利為目的的世俗行為——**工作（*work*）**形成對比。「工作」在文化上的意義是顯著的，不過「劇本」卻有細微差別，且其解釋上開放廣泛，這會引導至具創意的表達或創新（Huizinga 2016）。好比說，某天你因為口渴，所以搭配食物喝了一口紅酒（工作），但在聖餐中喝一口紅酒其實是有象徵意義的，而這種意義只有瞭解天主教徒儀式實踐的人才能理解（劇本）。你不能只單純靠動作觀察來理解意義，在沒有情境與共享文化知識的情況下，動作會根據日常功能被賦予意義。

分離階段

在**分離**階段，新成員會被移除原先狀態，像是工作、家庭、社交關係等世俗生活。

在瑜伽課中，分離可能很簡單（按鈴、念**誦唵**、合掌祈禱、設立意圖），

也可能透過一連串複雜的程序進行。每個人分離階段的開端與期間體驗都是獨特的。對有些人來說，分離在課程中就會開始，有些人則可能在換衣服的時候啟動，有些人則可能伴隨著脫襪子、放置墊子等行為而展開。加強儀式通常會在其階段中更加嚴格，而群體會一同通過各個階段。這段期間，新成員會認知到脫離世俗狀態，並同意一起著手於轉換經驗。該階段根據轉換難度，可能較為冗長或減弱。

分離會在各種地點展開，好比當你離開工作前往上課時（摒除日常壓力）、換上瑜伽服裝（儀式衣著）時、進入工作室大門（儀式空間）時等。很多象徵性指標都能讓這個轉換過程更輕鬆，像是燒香、裝飾空間的圖像、調暗燈光、悄聲細語。你會在工作室大門前脫下鞋子，並將不必要的物品放置到特別隔間；學生會光腳進入空間，並將墊子放到適合之處，再根據工作室慣例就定位。空間前方是祭壇，代表儀式實踐的中心。每個工作室都有自己獨特的禮儀與行為規則，但通常可在下一階段的儀式開始前進行一些社交行為。一般來說，學生會抑制這種社交行為，因為他們認為分離已開始，且課程很快就會展開；有些人則會在墊子上單獨練習、自行「熱身（warming up）」（迷你儀式），像是伸展、呼吸、冥想等。不久，老師就會進入跟學生打招呼，或透過調暗燈光、調整音樂、藉儀式語言（梵語）等，表示課程即將開始。

轉換階段

當課程開始後，學生即移動到下一儀式階段——**轉換**。轉換是大多數

人認定為「儀式」的過程，這個階段是大多數行動持續時間與闡述發生的期間。每個追求者（aspirant）的進展會根據實踐中挑戰執行的良好程度進行評估。在課堂或訓練中，學生會經歷一系列的體驗，並有機會透過具體化、質疑信念，來學習世界及自我定位。儘管這些經驗有一系列規則（理論）解析，但瑜伽會利用肉體原則使學生探索。轉換的成效在於其結構，而且必須以「能讓改變可能性最大化」的順序進行。該轉換（課程本身）成功開端的重點在於「瑜伽老師」，畢竟這會決定學生是否能成功進入儀式與轉型的潛在過程。我們不能低估儀式作為成功引導學生經歷探索的強力方法之使用，以及老師一角擔任儀式專家，在創造或加強意義時伴隨的責任感。學生或訓練生的狀態，可能會在儀式進展中改變，但老師或訓練人員的狀態不會。儀式的操作者並不會進入儀式，因為他們必須維持超然才能引導。

瑜伽的方法很多元，但像控制呼吸、注意呼吸、身體投入、心靈專注、靜止及移動中的本體感覺操縱等，都會被用來達到體現的增強狀態，從而獲得更深的感官體驗。淨化的可能程度取決於這種增強感官體驗的合理性，並與追求者的文化現實一致。老師會不經意地創造出「空泛的（empty）」儀式。例如，一名老師訓練人員，可能會使用印度製品或其他東方文化（給予梵語名、穿著裝束或串珠項鍊、演奏頌缽），以創造有意義的儀式表明轉型。然而，如果這些象徵缺乏追求者的文化真實性，該儀式只能延伸經驗的「閾限」，即玩笑、非真實，而非引導至狀態中永久與顯著的改變。[13]

伊利亞德提到狂喜的淨化**經驗**，它會透過追求者自己（內在）努力而

產生。他指出,這種內在的神祕經驗(與神性〔divinity〕直接連結)將瑜伽從西方傳統中的類似經驗分離出來,而這些傳統會仰賴一位宗教專家作為媒介。[14] 瑜伽老師有潛力促成神祕經驗,縱使此種改變在現代工作室環境中通常是漸進式的。任何儀式要成功,都得依靠儀式專家(這裡指的是老師)及追求者之間的合作,這會製造出真正的變化,且在儀式結束後仍可合理維持。

整合階段

　　轉換經常會包含最後的姿勢——**攤屍式**,雖然特定傳統可能會有表示接近實踐總結的「結束順序」。這包含**呼吸法**、倒立、最後姿勢(一般為仰臥扭轉跟後彎)。而**攤屍式**是儀式轉型的顯著象徵,即學生「死亡」(攤屍姿勢),並結束儀式考驗的階段。儀式發展的最後階段為**整合**。學生會在這裡「重生」為新狀態,有些人變得多,有些人則變得少。如同一開始,儀式的結尾(轉換)是老師特別關心的環節,畢竟該階段的效果會決定儀式過程中獲得的轉型能否成功融合。老師作為引導人(facilitator)十分重要,但也有所限制,因為個人的轉換經驗將決定學生從攤屍式甦醒後呈現的狀態。進入整合階段的入口,經常會以神聖之聲(頌鉢、丁夏、鈴)表明。一般來說,學生會被要求移動到胎兒姿勢(象徵出現),之後再閉眼坐著(彷若新生)。課程可能會以念誦或說「*namaste*」結束,代表每個人的「神聖之光(神祕本質)」,以及儀式的成功。在整合中,老師會(透過閱讀或要求學生專注感官,或透過靜默)將學生產生的經驗情境化。儀式完成後,學生回到他們的日常生活,而其中或許會產生改變。學生要融合成功儀式

的經驗需要時間，但經驗是個人的，且無法與他人的相比較。在儀式中，動作會變成製造意義的手段，並允許透過創意探索革新。而若沒有該情境，瑜伽就單純只是成功的健身、健康、保養等系統功能，學生也不會挑戰專注於經驗的意義。

我們可在教師培訓發展中發現更顯著的轉型機會。訓練人員會在這裡更常認知到儀式的重要性，並創造出有意義的活動，這也會標示出他們培訓生的階段與狀態改變。這是因為，訓練有所謂的一系列完成與達成目標的期間（不像進行中的工作室課程，缺乏持續性的客戶）；當你接受教師培訓後，即使沒有明顯標示，培訓生也會進入分離階段，這可能伴隨與一起踏上訓練過程的人之間的情誼。訓練開始後，轉換就會開始，並同時被賦予儀式物品（訓練手冊、特殊工具、神聖文本、日誌）。透過訓練，追求者會經過許多考驗（小儀式如教授他們的第一個順序、完成新技巧或完成書面作業），以測試他們的投入程度，並灌輸擔任教師必備的知識與技能。該階段是長期（與分離、整合相比）且閾限的，可能伴隨增強的情緒、自我評估、認知需求，這與他們的日常生活截然不同。其中也有物理需求及時間上的需求，這些會特別挑戰並需要他們「忽略」訓練環境之外的關係。在轉換期間結尾時，追求者需試教，並經口試或書面等測驗，這些考驗具高度閾限，且可能充滿情緒壓力。風險與失敗機率愈高，儀式愈可能經歷轉型，從而增加儀式過程的價值。若成功，培訓生就會進入最後階段——整合，而培訓生經常會在這個階段呈現最多明顯、精細的儀式動作。你會被頒發印在特殊紙張上的證書，儀式衣著將裝飾花環，並接受祝福的咒語，以肯定個人成就。這些動作帶出**共同體（*communitas*）**，即一種有時可「連

結該群體」的歸屬感（Turner 1969）。一個運作良好的儀式會同時帶來「透過儀式」與「加強儀式」。

而一位稱職的老師不會去控管學生的獨特儀式經驗，而是幫助儀式過程。任何儀式的持續力量取決於儀式動作的真實性，老師或訓練人員需創造可信、真正有意義的儀式。他們也需判斷學生的敏感性（impressionability），並考量是否能透過與學生有共鳴的術語傳達轉型過程的適當涵義。影響或佔用超出轉型重要性的服飾或誇耀行為都是不誠實的，甚至可能導致在增強的情緒瞬間消逝後破滅。

儀式功能

▌儀式制定方法

在現代環境中，群體實踐的重要性，即**僧伽**（*sangha*〔群體〕），看似與隱遁藝術相違背。為了理解這項轉變的潛在重要性，我們會探討創造共同體的儀式動作功能，並伴隨「流動」（專注與表演的全神貫注狀態〔見 Csikszentmihalyi 2008、Schechner 1985〕）等更現代的概念及「社會戲劇（social drama）」，其中已被接受的真實會在特別情境下受到考驗（Staal 1996）。透過這些理論模型與教學實踐，我們將在這個段落檢視依據儀式與表演理論的瑜伽實踐，以及其與現代瑜伽教學之間的關聯。這將展示出，若瑜伽課程被理解為儀式，會如何成為深度探索與學習更有效的地點，

而非單純仿效。

瑜伽在人類學的論述中，被理解為轉型與犧牲的一種儀式，而這個儀式會產生統合變化，並帶出全球化與東方主義的相連力量（見 Mallinson、Singleton 2017；Singleton 2010；Strauss 2005；Jain 2014 等）。其根基牢牢鞏固在東方實踐，且在轉型上需要犧牲（刻苦）與奮鬥的瑜伽實踐已廣泛成為印度次大陸宗教中原住民崇拜的一部分。雖然瑜伽是一種哲學事務，但核心實質上為實用主義，即啟蒙的技巧，是目標導向的努力過程。

瑜伽入門

傳統上，瑜伽以其「入門結構（initiatory structure）」為特色（Eliade 1969, 5）。如同諸多傳統東方紀律，學生會接受**大師（*guru*）**的建議與引導，但瑜伽會將這個入門特點放在脫離社會規範上──「瑜伽修習者會藉由摒棄世俗（家人、社會）展開，並在其大師引導下，讓自己接續超越人類狀態下的行為模式與價值」（Eliade 1969, 5）。這些儀式將「追求創造『新身體』、『神祕身體』……這使瑜伽修習者得以進入超越存在的模式……」（Eliade 1969, 6）。其為神祕重生，而瑜伽修習者會在其中體驗到神性存在難以描述的狀態。你也可以在早期的**婆羅門教（*Brahmanic*）**傳統發現這類重生的強力象徵，有些會透過與生俱來的權利被視為「進化的」存在、「再生」。

令人訝異的是，在西方形式中，人們在工作室實踐瑜伽時，普遍會保

留這項入門特點。新成員會努力學習神聖語言（梵語），這使他們找到定位，並加強與所選群體之間的情誼。你會運用到儀式物品，像是風琴、圖像、頌缽、鑼、道具等，特別是墊子的使用，你必須將它保持乾淨，並為儀式實踐保存。你也會學到特殊禮儀，好比學生會將工作室視為「神聖空間」，身處其中的人將投入於「能量」或「超自然」力量，只為透過意識改變來感受「現實」，並可能獲取某些轉型。工作室空間會交替實行規則，像是不能穿鞋子、人們可相互觸碰、可表露情緒，且人們會以神祕語言一同念誦。這些交替規則可能使學生「心神不寧（unsettle）」，並讓他們開始質疑工作室以外、世俗規則的成效。而這種不適的轉型價值不該被低估。

儀式會提供機會，讓我們將肉體實踐重塑為有意義的事物，即「轉型」；而在儀式情境中，這是對意義渴望所產生的結果。此外，儀式也會創造閾限（之間〔in-between〕）狀態，修習者會在其中擔任行動者與觀察者（做，與觀察某人做），同時體驗並觀察該經驗（見 Schechner 1985、Zarelli 2004）。閾限狀態促使增強、精煉感官體驗，以及對這些感官的知覺，例如，你分辨得出痛苦中的快樂強烈程度，從而得知兩者差異，而當強烈感沒有足夠回報時，就會被視為痛苦。如果沒有方法創造意義，就只有受苦，而不會有轉型。類似的狂喜情況是肉體方法的核心，並意圖展露現實本質。你可以在分娩的經驗中，找到劇烈痛楚的意義重塑案例，在西方文化中，女人被引導至相信分娩時痛楚是可以做最佳控制的；相反地，如果你希望自然產，他們會重新賦予痛楚新的意義。經驗的強烈感除了藉由轉型到母親而成為狂喜意涵外，也被視為儀式轉型中成功的必備層面。莎拉・巴克利（Sarah Buckley）在其「分娩——狂喜內分泌學（Endocrinology of Ecstasy）」一文中指出，內分泌系統會藉製造荷爾蒙混和物，從化學上幫助引發幸福狀態，以回應痛苦的生產過程（Buckley 2006）。在沒有痛苦的情況下，經驗有可能只成為一種藥物程序，而缺少深層意義。同樣地，透過實踐長時間維持的姿勢，瑜伽修習者將學習到分辨「好的」與「壞的」劇烈感覺，這樣的辨別可透過意義給予，使他們能以避免受傷、增進知識、重塑「受苦」的方式，來探索感官的強烈感。

▎瑜伽犧牲

　　只要看瑜伽雜誌的頁面、情境喜劇、數位媒體或行銷意象等，就可知瑜伽已是流行文化的一部分。即使是在這種現代的外表下，瑜伽也依然保有入門結構，儘管這種入門以明顯不同的文化與象徵為基礎。流行文化削減形式與功能的複雜性，以及意義的微妙之處，畢竟這樣才能吸引大眾；然而，它也是一種文化瞬間的記錄，且為藝術狀態下的真實當代反應。被西方鑑賞重塑與鑄造的傳統象徵，仍存在源自印度文化的規則與意義演變，而這也不得不提到所有儀式轉型中重要的犧牲基礎實踐。你仍然可在現代群體瑜伽實踐中看到這種犧牲前提，即**禮拜（*puja*）**，而我們也可在姿勢表現的動作上看到犧牲。這會燃燒熱量值，而不只是一個有智慧的過程；其力量存在於公開執行，而非單純的概念。犧牲意指「永久的轉變」，但獨自思考可能是無效或可撤銷的。舉例來說，傳統上〈**薄伽梵歌**〉將犧牲之火與實踐儀式描述為**禮拜（*puja*）**，而優先的犧牲象徵為內在之火——**苦行（*tapas*〔儀式之熱〕）**，字面上的犧牲之火只是暗示（Schweig 2010, 72）。而為了達到這種犧牲的「燃燒」，你必須套用適當的「熟練」動作。

犧牲儀式公開性質的跨文化案例有很多。伊莎貝爾·納博科夫（Isabelle Nabokov）在其泰米爾儀式民族誌中指出，「犧牲總是為公開的努力過程」（Nabokov 2000, 151）。克里斯多福·富勒（Christopher Fuller）曾記錄提到，印度次大陸中同時發現公開動物（**獻祭〔*bali*〕**）與**素食者（*puja*）**等犧牲，這也是一種與超自然世界的溝通，並試圖拉近神靈與崇拜者之間的距離（Fuller 2004）。德豪胥（Luc de Heusch）將這種為結盟（union）公開的努力，稱為儀式的「聯合力（conjunctive power）」（2007, 213）。同樣地，人類學者主張這種公開群體實踐的轉變（好比現代課程）進一步闡述了瑜伽的儀式與表演本質，而且象徵意義會在該公開共享情境中，更加突出與詳盡。

▍犧牲循環能量潛力

在瑜伽傳統中，犧牲代表需在實踐中使用熱，而火會於內在肚臍下方某個空間燃燒。該火焰（***agni***）會燃燒不潔（***ama***），並將其轉化為潛在能量。人們相信犧牲會使修習者的身體內產生熱能（**苦行**）。這個熱能會透過動作成功升起，並控制神靈、想像、情緒、力量的品質，以獲得目標，並發揮創意力。犧牲意指「永久放棄某些價值」，這會同時摧毀並重生成新的組合與存在狀態，犧牲能量因此重新產生，而非棄絕。如此一來，犧牲就能創造「可創新與成長」的空間，並提供能源激發轉型。

犧牲過程可透過「引導」或「非引導」進行。例如，如果你將水加熱，它會煮沸並轉成水蒸氣；同樣地，如果你做動作，你就會成為該動作描述的

事物，這即為「轉型」。在現代瑜伽課程中，學生經常被要求引導犧牲實踐。我們時常聽到「將你的實踐致力於重要的事務上」之類的用語，這也是一扇進入實踐儀式的大門。理論上，學生引導犧牲的方式會啟發他們在文化上滿足特定轉型期待，或甚至影響改變。老師會收到很多有關這些姿勢的提問，好比意圖會在其中造成多大影響？或犧牲其實應是「獨立的」（Schweig 2010, 63-66），並在無期待結果下發展？根據《薄伽梵歌》所傳遞的訊息，從事犧牲是種神聖的行為，且其針對的為動作本身之必要性（**教規／表達**〔*bhava*〕）。而**幻覺**（*maya*）或誤導是指你的動作對該現實之外造成影響。伊利亞德將肉體實踐與其深意描述為：「透過他所有的實際動作步伐、身體姿勢、呼吸等，苦行者（ascetic）必須具體地重新發現「真實（truths）」……他將所有移動與動作辯解為冥想」（Eliade 1958, 167-168）。

伊利亞德指出，人會在儀式移動中全神貫注，而動作則會與知覺合併。就現代話語來說，他們即是「活在當下（in the moment）」。米哈里‧契克森米哈伊（Mihaly Csikszentmihalyi）把這種引導功能的高度專注狀態稱為**流動**（*flow*）。在流動中，人們會發揮最小的精神能量來執行最具挑戰性的工作。大腦處於「冷靜（cool）」狀態。而當人投入可輕鬆捕捉、維持其專注力的活動時，大腦會「平靜下來」，代表精神覺醒減少。[15] 流動的關鍵在於，它只會在接觸到你的尖峰能力時產生，這些技巧會經過反覆排練，你甚至不需要思考。當工作都熟練後，你只需透過小小的精神努力將其表現出來，並可能產生創意與革新（Csikszentmihalyi 2008, 111-113）；與剛學習的動作相比，經過良好練習的動作較不費力。當反映過多當下狀況時，流動就可能中斷，像是「哇，我做得真好」就可能破壞流動的感覺；相

反地，太過專心時，人們只會注意到迫切工作相關的狹窄範圍覺察，進而失去時間與空間的軌跡。有幾種方法可進入流動。其中一個方法是刻意將整體注意力放在一個工作上，而透過冥想獲得的高度專注狀態，對流動來說是必須的。當人們發現自己擅長的事物，並投入到更高層次，且稍微考驗該能力時，也可進入流動狀態。契克森米哈伊認為：「人們在被要求的程度超越平常時最為專注，且可付出比平常更多的精力。如果沒被要求，人們會覺得無趣；而當要求過多時，則會顯得焦慮。流動會在介於『無趣』與『焦慮』之間的微妙區域中產生。」（Goleman 1986, 1）。瑜伽作為轉型實踐的意義在於，若學生達到流動狀態（**集中／禪定**），就必須被挑戰。你必須要求該經驗，但必須在學生可容納的範圍內進行，這樣他們才不會為挫折所分心。

工作室是一座舞台

你可以把工作室想成是一個舞台，而門口就等於是劇院的入口。「神聖」物品如墊子、祭壇、蠟燭、缽、香，或甚至瑜伽磚、束帶等，就如同場景與道具。老師與學生會針對工作室與瑜伽社群準則扮演角色，這些都是特殊角色，表示他們皆屬某獨特群體的成員，且在某種程度上，是與較大社會規範有所差異的。在工作室內，動作會具挑戰性，並同時重申文化準則與信念。有鑑於此，工作室提供了一個獨特場所，維克多・特納稱之為「社會戲劇」（Turner 1980）。該處每天都有公開儀式，且創造並重申社群。當你參加儀式時，可能會被自己的動作超越，有時會浮現一些無法理解的深層感覺。這些情緒之所以產生，可能是因為儀式產生了作用，而你不需要為

了感覺它們而去理解象徵或劇本。「儀式表演的特點為⋯⋯獨立且自私的。表演者會完全沉浸在適當的複雜作業執行中⋯⋯甚至不知道目的也一樣」（Staal 1979, 3）。這種情緒經驗帶來的轉型可能很短暫，或也可能維持許久。執行這些動作，會讓你在不需要詢問這些動作是否能被理解的情況下，即可深度投入其中（在做的當下）。當成功表演一場儀式，你即在流動之中，並完全融入動作。流動對儀式來說並不獨特，但結合感官完全投入的儀式重複性與深度熟悉感，可幫助你沉浸於「自我（I-self）」，並與「我們（Us-self）」融合（Schechner 1985, Chapter 2）。儀式會允許你**屈服（*give in*）**，特別是在瑜伽中，這種類似感覺會先從自己開始，再來到群體（自己、與他人連結），之後再到整體（到更偉大的事物），這也是一般儀式的目標。

注釋

1. Layne Redmond. AZQuotes.com, Wind and Fly LTD., 2021. https://www.azquotes.com/author/61199-Layne_Redmond, accessed 3 August, 2021.
2. 如圖示，如果你認為移動起源於骨盆部位，就需要從骨盆發出移動指示以確認。技巧在於從臀部開始的扭動（而非脊椎的某些區域或肩膀）。這可套用到任何需要扭動的姿勢指示。
3. Layne Redmond. AZQuotes.com, Wind and Fly LTD, 2021. https://www.azquotes.com/author/61199-Layne_Redmond, accessed 3 August, 2021.
4. 儘管最初在 1909 年（第一版）被稱為「整合（incorporation）」（由范亨內普所創），但日後他將儀式發展的最後階段稱為「重組（reincorporation）」與「重聚合（reaggregation）」，以強調透過儀式動作帶來的改變，會讓人以全新狀態回到群體之中。同時，你也可能以新狀態融入發生儀式的較小群體，而非以突出的新狀態融入社會。
5. Schechner Fall 2008/Winter 2009 – commenting on Eibl-Eibesfeldt 1979.
6. 這些實踐也與東方傳統相違背，因為腳可能被視為「不乾淨」。人們會親吻大師的腳以在其神聖本質前表達公開順從，在儀式中，他們的腳是「乾淨的」。

7. 「就如同將黃金熔於容器中以移除其不潔物一般，我們將黃金煮沸後使髒汙浮到表面，再將其移除，瑜伽也能使血液沸騰，並將我們身上所有毒素帶到表面，再透過汗水移除。」（Jois, 2010）

8. 阿育吠陀（Ayurveda）翻譯為「生命科學（science of life）」，其為源自印度次大陸的體液醫學（humoral medicine）之傳統實踐。作為**達顯（*darshans*）**的一種及瑜伽的相關科學，它具有許多相同的根本原則。好比說，健康是以三種能量（**體質能量〔*dosha*〕**）為基礎的平衡，而病痛是因不平衡所導致。阿育吠陀醫師採用許多治療，包括飲食、生活方式與運動處方，來重建平衡與健康。阿育吠陀跟瑜伽相同，都是一種實踐。

9. 根據阿斯坦加瑜伽（Jois）傳統（Ashtanga Yoga Research Institute 2020），滿月跟新月都是瑜伽假期，而這十分符合「常理」。人類身上約有 70% 是水，所以會被月相所影響。當**生命能量**來到最大時，滿月能量會對應吸氣的結尾，這時會有一種拓展、向上的移動力量，讓你覺得充滿活力及情緒化，但缺乏紮實的基礎。阿斯坦加修習者依據奧義書（Upanishad），而其指出主要的**生命能量**位在頭上。因此在滿月期間，人會變得比較固執。當「**下行氣（*apana*）**」力量來到最大時，新月能量則對應吐氣的結尾。**下行氣**是一種縮減、向下的移動力量，會讓人感覺冷靜且有判斷力，但對於體力勞動較愚鈍且不情願。據稱，規律練習阿斯坦加瑜伽，會讓人更熟悉自然循環；而觀察月日可認知並發揚自然的韻律，讓你於生活更協調。

10. 根據艾揚格瑜伽（Iyengar Yoga）所示，靠右側可藉重力的幫助，讓血液更好地分布於身體。當你移動右側肢體時，會啟動左側大腦，以進入思考的思維之中。從印度文化的觀點來看，傳統上，右側是最好的起始點，因其在印度被認為較為吉利。好比說，人們會用右腳踏進新建的建築。甚至**哈達**（*hatha*〔ha 代表太陽，是一種右側的能量；tha 則是月亮，位在左側〕）這個字也將右側極性（polarity）放在左側之前。

11. 一般來說，學生會被指示**翻**身至右側，變成胎兒姿勢，之後用手臂讓自己緩緩坐起。

12. 許多作者描述了「碰觸」的意義，以及碰觸時伴隨的規定。請見 Birdwhistell 1970；Hall 1973 與 1990；Morris 1997。

13. 如果你的生活並非閾限狀態，則轉換階段即非「真實」。若只是從服裝、舉止、說話等層面來模仿瑜伽姿勢，將無法創造轉型（《*Hatha Yoga Pradipika*》也於 1.68 提及）（Sinh 1997）。

14. 米爾恰‧伊利亞德（1969）描述了迷戀（enstacy）與狂喜（ecstasy）的差異。伊利亞德首先提出「迷戀」，意指由個人內在激發的強烈體驗之不變狀態。他將此與

透過外部刺激而激發的「狂喜」進行對比。

15. Marcello Spinella, p.c. 17 April, 2020.

附錄 2：反映與實驗

「儀式」在日常動作中很常見，但經常會被忽略，然而它確實會對我們在體驗現實與控制生活的世俗挑戰上造成影響。例如，我們會想在早上泡杯咖啡當作一天開始的動力，儀式有所謂的安全感跟熟悉感，當常規被破壞時，就會擾亂我們的注意力與日常節奏。儘管破壞日常導向新奇的經驗，並創造出敏銳的觀察力，但我們的儀式會讓我們在任何特定瞬間追求更重要的事務。譬如，準備好入睡，可幫助我們專注在睡覺這個重要事務上；集體在上課前念**誦唵**，則可幫助我們與他人呼吸一致，並讓我們準備好實踐重要事務。

2-1 儀式順序

請將你個人實踐儀式、打算教學的儀式寫下來。你該如何為學生劃分班級，並標記實踐經驗的每一個階段？其中是否有你用來強調該瞬間的迷你儀式，或者其他技巧或手段？請分析你個人（獨自）與群體實踐的儀式元素，並比較與對照轉型事件的經驗。

2-2 日常與儀式

「實踐技巧」與「做瑜伽」不同，它更像一種音樂人在演唱會前透過演奏音階的「熱身」。但在瑜伽中，身體熱身的儀式可能帶有本身成為目標的風險，你的熱身儀式為何？（什麼時候，而且為什麼開始？如何收尾？是否有更偉大重要性的瞬間？）瑜伽熱身算是「瑜伽」嗎？是的話，它是否比做其他事情都更「瑜伽（yogic）」？這個儀式的行為目的是什麼？而你又如何將其潛力重新就教學、時間的深層經驗進行評估？瑜伽是否跟順序或實踐有關？或者它其實是其他東西，例如心態（mindset）、強烈感（intensity）、奉獻（devotion）等統統聚在一起？

2-3 課程與訓練中的儀式發展

儀式有三個階段——分離、轉型、整合。你可在課堂、課程、訓練過程中，觀察與促進儀式轉型。在教師培訓中，狀態的轉變是清晰的，意即，你會從一開始的學生到最後成為一名老師（中間過程則是培訓生）。儀式必須在文化上合適，才能帶來

TEACHING
CONTEMPORARY
YOGA

真正的意義與轉型。你曾參加過或受惠於以這種形式被記得的儀式嗎？請仔細分析，並理解儀式的元素，以及如何成功利用。另外，需考慮環境因素、時間、道具、參加者等。

2-4 製造意義：強烈感

感官會透過經驗被賦予意義。同樣的感受（好比痛楚〔pain〕）在不同情境下，可能有不同的意義。你會如何理解努力中感受到的「痛楚」，好比在課堂中長期維持姿勢？在瞭解的過程中，何時渴望強烈感？何時會覺得這種強烈有利、令人感到愉快？在進入強烈感之前需要做多少拜日式？你的思維會前往何方？你需要解決什麼問題？什麼可讓強烈感稍微緩解（好比音樂、他人的陪伴）？而這是有利的嗎？痛楚可輕易感覺到，但還有哪些可能透過實踐探索到的強烈感受？你又要如何有效地體驗這些感覺？

2-5 一致性與儀式

儀式行為是形式化、重複、有目標的。克勞斯‧內夫林（Klaus Nevrin 2008, 128）指出，當一致化時，群體實踐會釋放「個人負擔（burden of individuality）」，使其變得較為「容易」。呼吸與移動一致可創造拜日式中的儀式動作。在團體課程時，你會做什麼來使移動與呼吸一致？而這對意義製造有何效果？你會在房裡如何拓展自己與學生對他人的知覺？門外漢就一定會破壞儀式經驗嗎？一致性是否讓實踐變得較為簡單？是的話，為什麼？

2-6 瑜伽犧牲

犧牲對瑜伽轉型而言，是必要的層面。在你從事「苦行」（創造儀式熱）時，你會做出什麼犧牲？像是素食主義、時間、關係、你的身體？對你來說，禁慾（austerity）是什麼？它是否會讓你感到滿足？你的實踐如何讓你認為何者為「必要」、何者可被除去（犧牲）？犧牲在瑜伽過程中是如何之必要？你會如何將這部分教給你的學生？

參考文獻

- *Ashtanga Yoga Research Institute* website. Accessed 2 August, 2020. https://www.ayri.org/method.html.

- Birdwhistell, Ray. *Kinesics and context: essays on body motion communication*. Philadelphia: University of Pennsylvania Press, 1970.

- Buckley, Sarah. *Giving birth: the endocrinology of ecstasy,* 2006. Accessed 10 October, 2020. https://www.kindredmedia.org/2006/11/giving-birth-the-endocrinology-of-ecstacy.

- Csikszentmihalyi, Mihaly. *Flow: the psychology of optimal experience.* New Yok: Harper Perennial Modern Classics, 2008.

- de Heusch, Luc. *Why marry her: society and symbolic structures.* Cambridge: Cambridge University Press, 2007.

- Driver, Tom F. *Liberating rites: understanding the transformative power of ritual.* Charleston: BookSurge Publishing, 2006.

- Eibl-Eibesfeldt, I. "Ritual and ritualization from a biological perspective." In *Human Ethology*, edited by M. von Cranach, K. Foppa, W. Lepenies, and D. Ploog, 3-55. Cambridge: Cambridge University Press, 1979.

- Eliade, Mircea. *Yoga: immortality and freedom*, translated by Willard R. Trask. New York: Pantheon Books, 1958.

- Eliade, Mircea. *Yoga: immortality and freedom.* Translated by Willard R. Trask. Princeton: Princeton University Press, 1969.

- Fuller, C.J. *The camphor flame: popular Hinduism and society in India.* Revised and Expanded Edition. Princeton: Princeton University Press, 2004.

- Geertz, Clifford. "Deep play: notes on the Balinese cockfight." *Daedalus* vol. 134, no.4 （Fall 2005）: 56-86.

- Goleman, Daniel. "Concentration is likened to euphoric states of mind." *New York Times.* （4 March, 1986）: Section C, Page 1.

- Hall, Edward T. *The hidden dimension.* New York: Anchor, 1990.

- Hall, Edward T. *The silent language.* New York: Anchor, 1973.

- Huizinga, Johan. Homo ludens: a study of the play element in culture. New York: Angelico Press, 2016.

- Jain, Andrea. *Selling yoga: from counterculture to pop culture.* Oxford: Oxford University Press, 2014.

- Jois, K. Pattabhi. "Introduction." *Yogamālā.* New York: North Point Press, 2010. Mallinson, James and Mark Singleton. Roots of yoga. London: Penguin Classics, 2017. Morris, Desmond. *Intimate behaviour: a zoologist's classic study of human intimacy.*

- Tokyo: Kodansha Globe, Reprint Edition, 1997.
- Nabokov, Isabelle. *Religion against the Self: an ethnography of Tamil rituals*. Oxford: Oxford University Press, 2000.
- Nevrin, Klaus. "Empowerment and using the body in modern postural yoga." In *Yoga in the modern world*, edited by Mark Singleton and Jean Byrne. London: Routledge, 2008.
- Redmond, Layne. *When drummers were women*. Three Rivers Press, 1997.
- Schechner, Richard. *Between theater and anthropology*. Philadelphia: University of Pennsylvania Press, 1985.
- Schechner, Richard. "A ritual seminar transcribed." *Interval（le）s* II.2-IIL.1（Fall 2008/Winter 2009）: 93-116.
- Schweig, Graham M. *Bhagavad Gita: the beloved lord's secret love song*. New York: HarperOne, 2010.
- Singleton, Mark. *Yoga body: the origins of modern posture practice*. Oxford: Oxford University Press, 2010.
- Sinh, Pancham, trans. *Hatha Yoga Pradipika*. New Delhi: Munshiram Manoharlal Publishers Pvt Ltd, 5th Edition, 1997.
- Staal, Frits. "The meaninglessness of ritual." *Numen*, vol. 26, issue 1（January, 1979）: 3. https://doi.org/10.1163/156852779X00244.
- Staal, Frits. *Rituals and mantras: rules without meaning*. New Delhi: Motilal Banarsidass, 1996.
- Strauss, Sarah. *Positioning yoga: balancing acts across cultures*. Oxford: Berg, 2005.
- Turner, Victor. *The forest of symbols*. New York: Cornell University Press, 1967.
- Turner, Victor. "Liminality and communitas." In *The ritual process: structure and anti-structure*, 359-374. Chicago: Aldine Publishing, 1969.
- Turner, Victor. "Social dramas and stories about them." *Critical Inquiry* vol. 7 no.1（1980）: 141-168.
- van Gennep, Arnold. *Rites of passage*, translated by Monika Vizedom and Gabrielle L. Caffee. Chicago: University of Chicago Press, 1960.
- Zarelli, Phillip. "Toward a phenomenological model of the actor's embodied modes of experience." *Theater Journal*, vol. 56（2004）: 653-666.

3

瑜伽的身體實踐：
理論、方法、技巧與形式

教學工具

　　這章將透過提供各風格的人體瑜伽教學需要的基礎知識，探討一般教學概念與更多教授肉體實踐時的特定需求。首先，我們會在體現理論（embodiment theory）的簡短概要、人體運動學基礎與移動原則中，討論身體動力學內的主要組成，以及思維與身體之間的關係。之後則會藉由**教學近似法（*pedagogical approximation*）**[1] 理論討論等級（levels）概念。同時，也會詳細討論教學的四種基本組成──**理論、方法、技巧與形式**，並牢記等級制度關係的重要性。本章在最後則會總結教學與學習的理論觀點應用。

具體化與身體實踐

　　在身體相關的學科領域中已有許多人書寫與體現科學有關的內容。其核心在於，體現拒絕笛卡兒心靈／身體二元論，而且預設心靈、身體都是同個互動實體的一部分，而心靈跟身體會相互影響。梅洛‧龐蒂（Merleau Ponty）寫道：「身體即是我們。我們不僅僅是我們的思維。」事實上，我們身體內的經驗會幫助我們形成「自我」（Merleau-Ponty 2002）。體現是一種思考身體經驗的方式，它包含對世界的喜悅、痛楚、折磨、脆弱、能力、限制、感官，以及感官投入等，而這些經驗會在特定時間與地點出現。這是活在並穿越身體的**肉體存在（*corporeality*）**經驗，也同時是**現象學**，即從個人主觀想法出發的知覺經驗之哲學研究（Wilkerson 2015, 67），簡單來說，我們是透過身體裡的經驗而成為我們。人們可能會將體現形容為他們完全存在於身體的程度，相反地，脫離肉體（Disembodiment）則是形容離開身體、

分離或煩躁不安的程度。當我們愈來愈投入於身體時，就可以有更多加強等級的經驗，而我們亦在其中將自己視為完整的人類（Zarelli 2004, 661）。

靈性現象學

社會學家艾彌爾・涂爾幹（Emile Durkheim）提到，**靈性（*spirituality*）**的興起是一種現代性功能。[2] 他主張靈性是「超越宗教的個人偉大勝利」（宗教在社會制度中被形式化），並在重視個人主義的文化中出現。因此靈性被理解為一種獨特、個人的素質（enterprise），而其中的經驗存在於社會的影響與制度之外。相反地，近期也有更多研究指出，靈性是文化制度的一部分，且這些制度提供了人們表達與證實靈性的方法。寇特妮・本德（Courtney Bender）在其於麻薩諸塞「劍橋」的形上學修習者之民族誌研究中提到：「我們認為精神會在醫學、宗教、藝術制度等他人之中被積極製造出來。它並不是非組織或不組織的，而是以不同方式在轉變與形塑各式精神實踐的各種宗教與世俗制度領域之中或鄰近之處組織而成」（Bender 2010, 23）。這並非削減精神體驗的價值或真實性（或神聖能量，或超自然力量的存在），只是你需要經文化調節，才能接觸這些體驗，就跟透過這些經驗製造出的意義一樣。在畢達哥拉斯（Pythagoras）提出「地圓說」之前，我們的直接經驗讓我們明確覺得地球是平的，而且它依舊是。地球的真實並未改變，但經驗透過**世界觀**知識的改變而被重新想像。直接經驗的想像與解析本質的例子，在跨文化中很常見。[3]

我們會根據自己透過文化適應與進行中的社會化過程所獲得之期望，來看到神、自然、超自然領域，或與其親密交談。想像從第三隻眼看到的脈

輪、顏色、明亮，或是日落之美，去體驗狂喜／愛、自由流動的能量，或是連結比我們更大的事物。這些都是真實的經驗，卻非純粹。它們會由我們的世界觀、學習創造意義的方法來決定。例如，瑜伽修習者可能會體驗到七大**脈輪**；針灸修習者會想像能量沿著經線流動或阻塞；而靈氣治療師則會連結自由流動能量場域，以平衡客戶的能量。但許多瑜伽文本提出四到九個**脈輪**系統，而且這些形上學工作的修習者，已將他們經驗中的不同之處統整為「都與同樣能量相關」，儘管事實上他們理解能量的方式截然不同。[4]

　　瑜伽需要依據經驗，它是基礎的，且具備最大價值。重點在於，我們該如何理解那些必須與神聖實體或超凡直接連結的精神體驗？人們對**精神（spiritual）**的定義充滿分歧，但這裡我們將它理解為任何考慮到生命、精神或靈魂本質的個人經驗。精神現象是非物質的，因此違背了科學解釋或具體化；精神體驗也是**真實**且十分有價值的，它可提供慰藉、動力、毅力、承受逆境的能力，它也是想像的重要手段，並提供不同觀點、培養創造力、構想不同可能性。其透過鼓勵連結及促進歡樂、極樂或狂喜等感覺，提供慰藉與歸屬感。但若誤以為這些經驗不受成見影響，或將學生的經驗當作瑜伽教學的客觀真實，都是不負責任的。這麼做會導致**團體迷思（groupthink）**[5]，限制學生發展或想像其他觀點及現實的能力。團體迷思也可能成為一種思維習慣，使學生不再質疑實踐群體中的信念，更不用說是質疑老師了。這樣的思維狀態，會排除掉健康懷疑與批判討論的可能性。

▍體現狀態：動覺、康復、流動

心理學家瑪克辛・希茲・約翰斯通（Maxine Sheets-Johnstone 1999）

指出，我們移動的方式會影響我們對身體的感覺與環境，這是因為移動與對移動的注意力會加強製造知覺的感官，以及較少壓力的認同感覺，即較不僵固的自我感受（Smith 2002）；換句話說，被體現可讓我們想像個人成長、學習、進化的可能性。若專注移動可創造更良好的流動感覺、關於世界的移動更輕鬆，而且更容易適應挑戰、改變，那麼缺乏移動或缺乏注意力的移動，可能會對你的自我感覺造成什麼影響？從該心理學的觀點來看，缺乏移動會使人衰弱，例如，憂鬱症即是以許多肉體感受為例證，而最重要的在於肉體痛楚與整體的繁重感。芭特妮芙（Bartenieff）解釋道：「……憂鬱在身體裡的感受經常是對體重的被動屈服，而最輕微的移動可消除此種感覺。重點在於表明參與，而非被動順從」（Bartenieff 1980, 157-158）。兩種同時支持思維與身體、靜止與被動的狀態認知是顯著的。即使是最小的移動（甚至是被動表演）也可能擁有強大的力量，它會在大腦形成一種化學反應，並減少憂鬱的症狀。當你刻意表現移動時（好比病人花時間跑跑步機），得到的影響更為顯著。這是其中一種被稱為**復原**（*rehabituation*）的更大現象，即你單只是透過學習使用並理解身體，就能改變體驗世界的方式。

在瑜伽裡，有各式各樣將「復原力量」當作教學工具的例子。一般來說，實現某種姿勢，例如倒立等看似不可能的動作，即可為學習提供持續的動力，並戲劇化地打開學生的思維，讓他們的實踐有更大的可能性。內在對話如「我的肚子太大了」或「我的手臂太脆弱了」被自我對話取代，而自我對話則反映出對能力、學習過程、改變可能性等自信。你可以強烈感受到這些成就發生的瞬間，特別是在意料之外之時。復原需要自我評價

（self assessment），而你在一開始感受到成就時，可能會伴隨激增的腎上腺素或興奮感，但改變需將該經驗內化。學生需要時間來達到成就，而老師可能會因鼓掌或用其他方式過度吸引對這些成就的注意，而失去利用肉體經驗力量的機會，特別是在公開的情境下（例如其他人會拍手的課程或工作坊）。作為替代，老師可悄悄認可學生成就的重要性，並持續提供鼓勵，讓復原透過經驗整合產生。

　　復原現象可從「神經科學」的觀點來理解。神經科學描述，大腦經過各種運作產生動作（即知覺如何改變），這些動作會在物理成就期間或隨後產生感覺。在乏味的工作中，為確保必備的專注跟集中力迎向成功，人會約束非必要的感官資訊；然而，若工作夠簡單，則該工作周圍的感官資訊將被允許認知（Austin 2010, 373-407）。[6] 這也可稱之為左右腦不同，根據伊恩·麥克里斯特（Iain McGilchrist）所示，左腦會以「實用（utility）」角度看世界，因此其觀點為一個人的**意志（*will*）**跟**控制（*control*）**有關，就像我們在身體工作執行中看到的那樣。假使我們對世界的傾向轉為右腦觀點，即**關懷（*care*）**而非控制，則「其將涉及針對某事物的渴望或**期望**，某種超越自己並朝向他人的事物」（McGilchrist 2009, 171）。在類似理論結構（**層鞘**〔*koshas*〕與**脈**〔*nadis*〕的想像）中，有種無可否認的抽象美，但修習者追求的是強烈感、專注經驗，而非知覺過程的解釋。該如何促進該意識自覺（conscious awareness）狀態，是老師應該關心的議題。

　　在像瑜伽這樣的肉體練習中，老師會把目標放在利用技巧上，而這些技巧會透過體現來加快意識改變的某些等級。這些意識狀態的範圍從完全

清醒的分析狀態——專注於在觀察瑜伽姿勢示範時思考如何放置四肢——到內在的「精微體」標誌的想像，甚至可能在攤屍式中進入臨睡狀態。**流動瑜伽**在此加上了前一個章節討論（及以下詳述）過的「流動」特定意識。

在第一章，我們探討到實踐人體瑜伽的兩種極端觀點，一個是否定身體／思維，另一個則是證實其存在，但實際上所有實踐都會在兩者之間的某個範圍內發生。如同肉體投入程度，瑜伽經驗中發現的意識類型也十分相關，意識狀態的改變很可能會發生在認真的修習者身上，而這與身體經驗有直接關係，但學生必須以自己的方式去理解。人體瑜伽實踐會刻意使用身體去影響意識狀態，以創造出那些不尋常的經驗。因此，老師可藉由身體位置、移動、情境等促使意識變化，而非試圖直接操控學生的想法，或者解讀他們的心理狀態。就像內夫林（2008, 123）所說的，沉浸在移動中可（透過勤奮訓練）形成一般不會在每日身體展演形式裡所體驗到的「持續的動態流動（sustained dynamic flow）」，你可能「會覺得是一種拉長或進行中的現在，它是沒有之前或今後，沒有遲早，甚至也沒有確定的期待結局，或到達之處的世界」（Sheets-Johnstone 1999, 151）。

當你在攤屍式體驗到特定的安寧感覺時，原因是否出自於「只有這個姿勢才能讓你有這樣的體驗」？還是在其他更具挑戰性的情況下，其他部分的實踐也一樣可以感受到？當**流動瑜伽**中的移動是持續、平均計量且跟隨呼吸，以製造平靜（equanimity）狀態時，它會接近攤屍式所尋求的狀態。均衡呼吸加上均衡移動（兩者皆連續或維持）將帶來思維均等，並因此能透過實踐達成。

我們可在所有肉體實踐中發現體現技巧，而高等級的體現會與高等級的整體身體知覺一致，其被稱之為**運動覺**（*kinesthesia*）（Sheets-Johnstone 1999, 152）。在動覺狀態下（常見於一些偉大的運動員），個人會意識到自己的身體是宇宙中的單一實體，因此才能更優雅、有效率、有效地移動它，這也是為什麼他們會被認為「輕而易舉」或「毫不費力」。事實上，擁有更高等級「運動覺」的人，花費的能量愈少，而且在費盡力氣後，經常覺得耐力增加，而非耗損。

米哈里 ‧ 契克森米哈伊將與全身知覺緊密連結的狀態定義為**流動**（*flow*）（Csikszentmihalyi, 1990）。[7] 流動是一種運作的心理狀態，人們在這種心理狀態下展演活動時，會於活動過程中完全沉浸在專注激勵、充分參與、快樂等感覺。流動是指，藉強烈的專注動力、專心致志的沉浸來做某件事時的完全吸收過程，它代表在表演、學習中控制情緒的終極體驗。當身處於流動中時，情緒不僅會受到抑制和引導，而且會變得積極、充滿活力，並與手邊的任務保持一致。流動的特點在於執行任務時一種自發性的快樂感覺，甚至是狂喜。不過流動也會被形容成只深度專注在活動上，而非你自己或自身的情緒。

你可以透過更清晰的情緒定義去瞭解**情緒**控制，以達到「高峰經驗（peak experiences）」。在該情境下，情緒會被定義為心理狀態的物理表達，就像所謂的**感覺**，或是強烈感受到的思維狀態。例如，你可以利用像「動力」之類的能量，引導情緒能量（喜悅、憤怒、興奮）前往實踐目標，情緒的強烈感會與其影響相關。在瑜伽群體中，很多人會為情緒設立優劣

順序，好比喜悅、快樂是好的情緒；憤怒則是壞的情緒，而且必須透過「不反應（nonreactivity）」控制。然而本書的立場在於，任何種類的情緒都可用來加強經驗，且在情緒為適當「深感（felt sense）」時是很有用的。[8]

極度專注

極度專注（*Hyperfocus*）有許多與流動一樣的特性（高度專注、強烈經驗感），但它並不總是被類似的華麗詞藻描述。好比說，有些案例顯示花「太多」時間玩電玩，或是太著重某任務、工作的一個層面，會導致對整體任務造成損害。而在某些案例中則透露，極度專注可以「抓住（grab）」一個人，這或許會使你不專心，或在開始許多專案後卻只能完成其中少數。這讓瑜伽老師得以思考不少有趣的問題。譬如，實踐會否因極度專注，而導致流動的可能性受到損害？專注於技巧時應該花多少百分比來實踐？技巧是否會妨礙學生追尋高峰經驗？專心致志於完美會否導致麻痺？老師需將高峰經驗的目標記在心裡，並決定如何利用極度專注的過程，以發揮其效果。流動需要高等級的挑戰，但同時也需避免挫折。你必須瞭解「學生位在哪裡（where the student is）」，才能提供適當等級的困難度，以促進強烈經驗，幫助其學習、進步、獲取高峰經驗。

神經科學與狀態改變

Aska Sakuta 在其研究佛教禪宗修習者（Zen Buddhist practitioners）的冥想經驗博士論文中，探討神經科學，以理解體現實踐中達到的狀態改變。

Sakuta 指出，從舞蹈到戲劇，甚至是其他表演風格的各種肉體紀律中，「冥想、注意力訓練過程、嵌入移動行為」的重要性：

　　……在冥想移動的過程裡，移動者會體驗到一種意識的狀態改變，我們可以將其表達為「無思維（no mind）」，它是一種思維的完全虛無感。移動感覺經驗上的強烈專注，會藉由除去心中的分神事物，來促進深層的體現意識狀態。從而「清除（emptied）」較高等級的思維認知，執行最直覺等級的移動。

（Sakuta 2017, 1）

　　直覺執行的移動，類似於**流動**狀態，即一種透過技巧（針對各個紀律）訓練得來的深層體現意識狀態。當你熟練後，即可讓修習者透過涉及「自我發起（self-initiation）、專注、內在感覺、除去雜念與釋放表現結果的客觀評論」之感官狀態改變，來達到巔峰表現（peak performance）」（Sakuta 2017, 2）。Sakuta 定義了一種意識的深層體現狀態，其他如一系列感覺或感官，也會在該狀態期間浮現，包括「毫不費力地持續關注、失去自我意識、自動產生移動感覺」。這個狀態會透過一系列階段的實踐達成，並從努力專注（知覺）開始，接著進展到「最佳移動經濟（optimal movement economy）」（體現），之後在「完全自動化（complete automation）」（現象學）達到最高點，身體會在此看似自行移動，而該經驗會以毫不費力、精神上蘊藏能量等來描述（塞勒斯 - 揚〔Sellers-Young〕，由 Sakuta 引用；2017, 3）。這個觀點與肉體瑜伽實踐的關聯很顯著，而人類大腦的神經學功能，讓這些經驗成為可能（Austin 2010）。

移動效率概念值得以理解體現瑜伽實踐的方式去更深入探討，因為它幫助我們探討前述曾提到的技巧難題，以及極度專注的潛在陷阱。Sakuta 等人認為，學習技巧是熟練過程的必要階段，而熟練可達到最佳移動，也只有當你熟練該知識（結合身體／思維），才能自然產生移動，並達到冥想狀態。這將作為移動緩解（ease of movement）被體現出來，從美感的角度則是「優雅（grace）」。就是這種在流動瑜伽中的優雅，被視為注意力及回應呼吸的連續移動（seamlessly moving）。

優雅

我們能否透過「優雅移動（graceful movement）」來體驗精神上的優雅？優雅的其中一個定義為「以適合情境的能量方式進行的動作表現」，即代表太過努力時會顯得勉強，努力過少時則無效。儘管尋常的觀察者可能會認為「優雅移動」像是「毫不費力（effortless）」，但他們其實被誤導了。修習者知道，要優雅地完成困難任務，就得依靠強勁的動作。在**流動瑜伽**中，優雅並不只是在做具挑戰性的移動，也是熟練者衡量個人與外在情形互動的方式。這些條件知覺，能靈活地引導你將努力放在呼吸、體型條件、心靈專注（甚至只是簡單地握手打招呼，也不容易做好，因為它涉及「觀看〔reading〕」場合。畢竟你不會像酒吧裡的硬漢一樣，跟某人的阿姨使勁握手打招呼）。老師有責任知道，如何透過挑戰移動來教授優雅與平靜，他們會鼓勵學生保持冷靜，並以自己獨特的姿態動作。這不只是效率，而是恰如其分。同樣地，將其描述為「無思維」或「無意識能力（unconscious competence）」或「空泛」（Sweeny 2009 in Sakuta 2017, 1），

也可能會在優雅精神等於「流動」狀態時被誤導。在流動中，你會知道自己是誰，而且可就能力做出最佳表現，甚至在某些等級，還能辨識出必要事物，並排除多餘的部分。精神上的優雅也是一樣，擁有優雅的人，不需透過服裝裝飾、舉止、說話形式表達（他們即為本質上應該的樣子），只要有過去所有事情的獨特組合、現在發生在他們身上的事、可能潛在發生的事情等，便足矣。個人可嘗試透過針對思維／身體的不作為（inaction）之持續精煉過程，在有限制的方式下執行這種「必要性（essentiality）」；或是在表演性的方式下，透過創意參與看似其他（Other）的複雜性來執行。這並不是非一即二，而是假設哪個方法最適合，並以該方式積極參與。優雅，不管是物理或精神上的，都需要人們認知到「自己是誰（who they are）」，並用不多也不少的方式行動。

在工作室的受控環境下，第一個教授的是「熟練技巧」，而移動或姿勢的排序也會不斷上演。這些簡單的移動很實際，且源自於每天生活中實踐的適當身體活力。然而，當瑜伽移動的物理困難或複雜度增加，就會減少在工作室以外的現實使用，這時就很難有理由進行倒立的實際應用。而老師的工作就在於釐清「非一般的移動」需熟練到何種程度，才能引導至超越工作室的創意與自發性解決問題。其中一種方法是讓材料具足夠挑戰性，這樣當修習者面對事情「不如己意」時，就需在不失去「優雅」的情況下適應。如果，你在姿勢或排序失去平衡，仍有機會藉由維持呼吸順暢、保持冷靜，合理、節約地重新投入正嘗試的東西，以實際實踐瑜伽。

屈服與控制

　　哈達瑜伽意味著有力量的動作,那麼你該如何強調**屈服**(*surrender*)呢?如同前述,這需要在肉體實踐中花費極大心力以達到強烈經驗狀態,並涉及呼吸控制、身體控制、思維控制。因此,「屈服」可套用到所有非必要的事物上,這容易使修習者自可引導至優雅的統一(unification)中分心。這帶出下一個問題——你如何知道什麼是不必要的?在**哈達瑜伽**中,當指示鼓勵培養專注(注重呼吸、思維、身體)時,你就會透過實驗與協調找到屈服實踐(身體╱思維的持續觀察),這個方法帶出的控制,讓屈服成為可能,而這是透過辨別過程得出的現實論點。瑜伽修習者會向對立於其目的的事物屈服,但實際屈服了什麼,會根據實踐方法、依據理論(基本原則)而有所不同。[9]

時間

　　在瑜伽文學與實踐中,有論點曾指出「我們不是身體」,以及「我們也不是思維」,而是身體裡具現(incarnate)的某種事物。而這個「事物」的特徵,就跟宇宙的本質相同。這個統一整體或絕對的單一本質會被稱為**梵**,或再詩意一點的話,則是意識或**神我**。這個本質被認為是「不變的」、「永恆的」與「不可毀壞的」。時間無關緊要,因為它會一直維持同樣的樣貌(不隨任何方式有所區別),時光流逝也不會改變它,所以不需要去考慮之前、之後。

瑜伽修習者的身體與思維（兩者皆在世俗穩固扎根）如何逐漸接受體驗這種超越時間的意識？傳統的**體位法**瑜伽技巧，追求固定該思維與身體（以及呼吸），當能量（或**生命能量**）變為潛在時，瑜伽修習者就可體驗仍維持住的事物。**流動瑜伽**則假設，「流動」中發現的意識狀態使人洞察到該永恆狀態為何，並將其比喻為有自我覺察（Self-awareness）之美的體驗。

呼吸的親密感

瑜伽實踐為體現理論，添加了一個重要的元素，即「呼吸的注意與控制」。呼吸是思維與身體之間溝通的連結，呼吸覺察透過顯示思維與身體之間的連結來驗證自我。呼吸如何改變我們的體現感官？呼吸的注意會透過使用技巧，例如轉移焦點、假設想像或情緒狀態及改變強烈感等，來改變你身體（現象學）[10] 裡的經驗。此外，藉由直接注意或透過**呼吸法**技巧操作呼吸，可相互強化對身體、思維的影響，讓體現感官較完全。例如，如果你閉上眼睛躺著，並想像只透過右鼻孔呼吸，就會自動更注意身體的右側，並「感覺」到不一樣。呼吸是一種存在的親密表達，也是每個瞬間內在與外在狀態的指標。你擁有與自己最親密的經驗，通常是來自於聆聽並參與自己的呼吸，就連最新手的學生也能直觀理解這部分，因為他們在第一次進入工作室後，主要焦慮大多來自被要求在課堂上光著腳，或是以聽得見的音量呼吸。對大眾來說，人們可能會爭論這些是「奇怪的」行為，而且的確是；但對西方人來說，這些行為帶有其他重要象徵關聯。好比說，光腳通常只有在私人環境（無衣服、無鞋子、無服務）才會被接受，任何形式的「赤裸（nudity）」（也基於衛生原因）皆相同。當你可以聽到其他人

呼吸時更是如此，畢竟這通常只有在親密的情境下才會發生，這可解釋為什麼新學生會不太願意讓他人聽見呼吸，因為彰顯你的呼吸聲音，會讓人覺得太過揭示自我。而當你將這些與單獨一人或處於私人情境下比較時，這種親密感的體驗更令人尷尬。有時這些情境界限讓人困惑，而且學生還可能製造出其他只能在私人空間發生的聲音，如呻吟。[11]「呼吸觀察」是一種非常寶貴的工具，老師可透過此瞭解學生練習時的內在狀態。

肉體實踐中的呼吸教學

瑜伽老師經常會說：「專注在你的呼吸上」、「全與你的呼吸有關」、「讓你的呼吸引導你練習」，但究竟是什麼意思呢？這其實很難理解，特別是針對肉體實踐的呼吸，很少會在特定**呼吸法**[12]指導以外的地方教授。**勝利呼吸法**經常會與物理實踐連結在一起，而喬艾斯（Jois）的阿斯坦加流動瑜伽，具體表示出呼吸與移動的連結方法。但即使如此，還是沒有太多關於呼吸的直接指導，也沒有呼吸與「**鎖印（*bandhas*）**」或「能量鎖」相關的方式。[13] 不過我們仍有其他技巧可以表現**勝利呼吸法**，其促使意識狀態改變，並遵循現代解剖學原理。[14] 不管用什麼技巧，老師都應該清楚理解、實踐、展現這些技巧，以為實踐目標服務。

吸氣跟吐氣這短暫的轉換時間內發生了什麼事？如果你是欣賞詩意之美的人，可能會認為這個短暫中止能讓人深入理解「思想之間的空間（space between our thoughts）」，即認為**流動瑜伽**透過均衡計量呼吸而培養的體現公開研究之間，可能有其他非身體或思維的「中止的現實（suspended reality）」。這帶來非常有趣的解析，是否有方法可將**體位法**瑜伽的精神特質（ethos）及其對身體與思維的否定，與**流動瑜伽**的極度肯定結合起來？是否有人（或不清楚的某人）可在這兩種前提之間變動，並從技術上控制彼此的入口與出口？這是一個可刺激且具成效實踐的區域，即刻意延長呼吸之間的暫停時間，來引發意識狀態的改變。這類變動（fluctuations）會如何影響健康感覺？它們會如何影響展示的技巧等級？會如何從藝術上影響？諸多呼吸相關的問題需要持續的實驗，且可大大增加實踐中的發現經驗。

身體基礎：人體運動學與動力鏈

許多描述身體動態（dynamics）的方式，可套用在理解瑜伽中的生理移動。這些概念可當作工具使用，以分析學生的形式跟移動。我們在這裡可以看到幾個運動學模型（kinesiological models），促使老師「看到」學生的能力，以及他們應該怎麼做才能安全且有效率地發現自己的潛力。**業力**[15]概念（也可視為等級）認為，所有事物都可以分解成特定部位或執行**等級**。儘管克里虛那瑪查雅將這些等級理解為增加困難度的系列元素，它們也可被定義為保存其重要影響與根本原則的姿勢、移動或複雜概念解構。依據每個學生的評估，以及他們「準備聽到」的等級與教學概念，是一種辨識學生肉體智慧的方式。表演這種**體位法**（姿勢、移動等）需要什麼技巧？你是否能將此**體位法**分解成元素？你能否發現鼓勵學生理解和學習的不同層次？你是否能套用這些等級來創造合適且有效的轉變？等級也可套用到證明教學方法，像**重覆**（*repetition*）與**鷹架理論**（*scaffolding*〔在不同方式與情境下重複一個技能〕）上。同樣地，你也可以直接或簡單展示概

念，創造一個對學生來說有挑戰性卻不會感到挫折的環境。你會透過精確注意移動，以及該移動在與呼吸合作演出時的解構，來知曉自己實踐中的姿勢或移動等級。例如，在坐姿體前彎（seated forward bend）時，老師會指導背部或肌腱較緊的人，在膝蓋彎曲時讓腿活動，以方便吐氣時臀部轉動（圖 3-1）。從這裡開始，學生可吸氣以延長軀幹，並吐氣以轉動，再漸進式地往前伸直雙腿。延展性較好的人，老師可要求他們以同樣活躍的方式在瑜伽磚上抬起腳跟，或摸到腳前面的瑜伽磚。透過彎曲膝蓋，老師可減少姿勢困難，縮減伸直雙腳所需的腹部力量，以及臀部、背部彈性。這個知識可用來創造更多不同的前彎，以鼓勵追尋任何前彎姿勢的經驗。

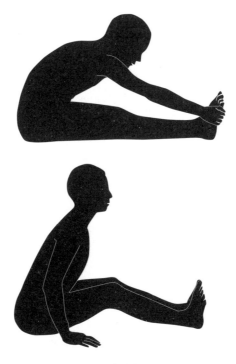

圖 3-1 坐姿前彎式修正

在套用等級到教學上時，以「**教學近似法**」原則處理最為有效，我們在這裡將它定義為──決定你該用多少資訊及什麼樣的資訊來指導學生的系統（從初學者到進階理解）。[16] 好比說，你會提供實際初學者更多適合建立基礎知識的整體與一般資訊；當學生進步後，老師要決定他們是否已準備好增加複雜、細節、微妙的資訊。給學生過細或複雜的資訊，可能導致他們感到挫折或產生誤解（這會抑制流動的渴望狀態）。教學近似法需要持續地評估與**協調**，而老師會在整個教學與學習過程中，評估學生的理解，老師必須傳遞易懂且相關的資訊，即使你最初為了不讓重點說明太過微妙，而使用簡易或誇張描述方法也無妨。老師會設定每個學生等級調查的參數，即考慮、評估目前理解的能力與潛力，其中也包含敏感度、需求。

每個更正與其展現，都是老師份內的實驗形式。老師可能會發現，在用具體、更容易接近的術語描述較微妙的重點時，隱喻（metaphors）十分有用（例如，你可以把吸氣形容為「像雨傘一樣打開你的胸腔」）。正確傳達資訊，可幫助學生即使在做「與能力不符的姿勢或移動」時，也能「堅持下去」。好的教學會展現出達成這些姿勢、移動的必要技能，並提供清晰的進展路線。

移動效率在精煉任何肉體紀律時，都是一個重要元素，且可定義為：移動時只花費必要能量、適當分配於全身的努力。為動作全心投入整體是專注、理解呼吸與移動，以及對運動中的身體結構全面理解的一種功能。**人體運動學**（*Kinesiology*，研究身體如何移動）探討移動解剖，而非分離的解剖標誌或元素，像是骨頭、肌肉、關節等。身為體現的存在，人類不需要知道結構上的解剖學來學習如何移動，就像賽車手不需要當技師就可用傑

出的技巧開車。[17]然而他們需要的，是該移動工具的功能知識，在瑜伽老師的案例中，這種知識叫**功能性解剖學**（*functional anatomy*）。而接下來會探討「功能性解剖學」的兩個基本層面——動力鏈（kinetic chain），以及脊椎旋轉、側彎的法則。

運動學知識可幫助身體合而為一，這在探索意識的深層體現狀態上，是必要的基礎。人體運動學的其中一個概念，是身體動態模型，又叫**動力鏈**。[18]動力鏈描述了身體部分的相關群體、連結關節、肌肉合在一起運作以表現出移動，以及它們連接的脊椎部分。其討論到人類身體是一個透過一系列關節連接的重疊部分（overlapping segments〔例如，手－手臂－肩膀－胸腔〕）系統（圖 3-2）。

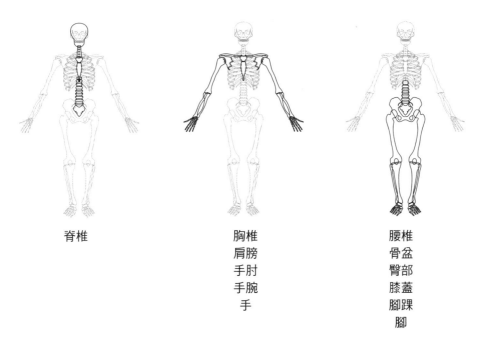

脊椎

胸椎
肩膀
手肘
手腕
手

腰椎
骨盆
臀部
膝蓋
腳踝
腳

圖 3-2 主要動力鏈

各個部分發生的移動，會以**開放鏈**或**閉鎖鏈**形式表達，這取決於鏈末端（distal end，離脊椎最遠）是固定還是可無限制地自由移動。「開放鏈移動」是指其盡頭末端可在空間中自由移動，好比你可以把手舉超過頭，或倒立時雙腳懸在上方等。「閉鎖鏈」則是指盡頭最末端是固定在地面或其他堅固的物體上，這會使身體繞著固定關節移動。當移動開始後，關節與周圍肌肉組織會因為這個固定的位置而（透過鏈移動）重新調整位置，例如，當腳因為**椅式（*utkatasana*）**[19] 而固定在地上時，剩下的腳鏈（腳踝－膝蓋－骨盆－脊椎）會向盡頭（腳）固定尾處移動，同時身體會降低到蹲姿（圖3-3）。

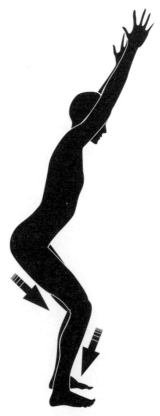

圖 3-3 椅式與閉鎖鏈

TEACHING
CONTEMPORARY
YOGA

「閉鎖式移動」可促進關節穩定，並有機會充實更多肌肉、相關關節，幫助肉體整合。與閉鎖式移動相較起來，「開放鏈移動」的關節需要更多剪力（shearing forces），並傾向只充實與單一運作關節相關的肌肉，導致整合較少。學生可能會在不知不覺間修正姿勢，以努力「做出正確的形態」，但這些修正對功能性解剖學來說可能並不適當。

好比說，在戰士一式姿勢（Warrior I）時，學生會將前腳往外轉，增加同樣臀部的外轉（external rotation），這樣就可以更「加深」該姿勢。學生會渴望加深，是因為他們誤以為──腳腿愈多部分平行於地面「愈好」；事實上，這只是強加幾何在有機形式上罷了，而真正的戰士一式姿勢站姿應符合解剖學結構與能力，以在挺直臀部時固定前腳位置（圖 3-4）。

另一個例子則是，當學生在練習「扭轉側角式（twisted side angle）」（戰士式）時，會將前腳轉進來（圖 3-5），這會增加臀部在同一方向的內轉（internal rotation），並為平衡提供更寬廣的框架。這讓學生得以進入更深的扭轉，因為在解放一般當作重力中心的臀部時，脊椎會彎曲，而重量會轉向前腳，導致膝蓋與腹股溝的結構完整性受損。

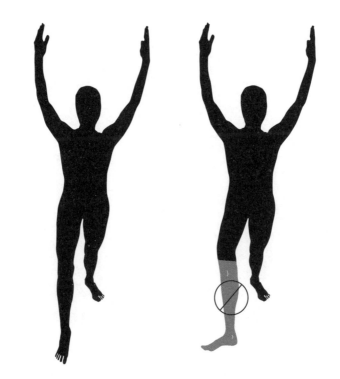

圖 3-4 戰士一式姿勢

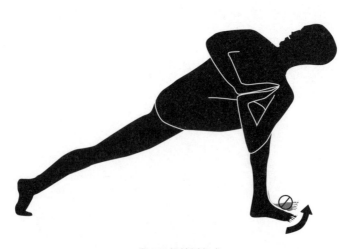

圖 3-5 扭轉側角式

這類調節之所以產生（有時被教應如此），是為了讓學生做出「形態（shape）」（讓手肘在大腿外或讓手放在地上），而這些都會以健全身體動力作為代價。我們應鼓勵學生讓臀部參與其中，並只扭動到參與過程能維持即可。這種教學觀點，源自姿勢可創造效果，且非無懈可擊理想型態的理論──瑜伽是一種達到心靈／身體優雅的實踐。

　　在瑜伽實踐中（及瑜伽教學中），我們會試圖投入全部身體。若從「動力鏈模型」觀點來看，所有動作應會近似「閉鎖鏈移動」，甚至當較末端的部分沒固定在表面上也一樣。這涉及透過投入鏈上的肌肉與關節創造阻力，以利用模仿閉鎖鏈的技巧，彷彿末端部分被置於一個穩定的表面。[20]例如，當你在「戰士第三式」中保持平衡時，會嘗試接觸抬高的腳，彷彿將其往牆上壓，這會投入較低的鏈，猶如一個組件（unit），並允許共同運作。也就是這樣的整合（搭配臀部的持續參與，以及藉站立的腳推開地板，而達成的重力抵抗）才能讓學生保持平衡。

　　這探討了當「動力鏈模型」套用到瑜伽實踐上時，其重要的精煉結果。由於瑜伽尋求將身體／思維整合進統一整體（unified whole），若將身體想像成兩個透過脊椎部分連結在一起的鏈，可能會太過分裂。那麼，是什麼統一了上下鏈跟脊椎？這無關乎你用了手還是腳（如動力鏈模型所建議），而在於「臀部的動作」致使手腳呈現的狀況，而這會由思維與呼吸發起的事物決定。當你在拜日式中從站姿轉到高拱形（high arch）時，思維會讓臀部向前移動，這個移動會配合吸氣，並在大腿呈延伸狀態時，拉長腹部呼吸。這項從身體中心的延伸，會放射到兩邊四肢末端，並在呼吸達到完全

表達的同時，抵達最大限度，全身會透過該過程統一創造高拱形。就某程度上來說，不管是瑜伽實踐之內還是之外，整個身體會參與所有動作表現，而非在自然移動中分段運作。而這即是體現的本質，在瑜伽中，統一身體／心靈的覺察等級，會給予我們針對自我本質的洞察。

而「動力鏈」也需包含介於各個連結的事物，像是肌肉、肌膜、韌帶、肌腱、其他解剖學上的結構。關節不穩固會影響到最接近的其他關節，並延伸至鏈（近側或遠側）。當老師為指導或執行創造各種目的時，你必須認知到，關節的移動性（mobility）會影響動力鏈下一個關節的移動性。手肘彎曲可幫助肩膀的彎曲與旋轉，而膝蓋的彎曲同樣會增加臀部的彎曲與旋轉。因此，老師可透過彎下膝蓋或手肘，或經過彎曲位置來到伸直（彎曲的肢體仍需受指導，這樣整體鏈才能維持投入）以創造變化，讓臀部或肩膀較緊的學生更容易做出某個姿勢或移動。這些知識可以讓學生在身體中體驗連結，並促進更高等級的體現。

▌穩定與彈性

鏈中的某些關節應穩定，而其他則活動於正位與移動。老師在指導時，應記住每個關節的功能性移動與支持，學生才能更加瞭解穩定性，並避免受傷。[21] 瑜伽需要介於移動性（mobility）與穩定性（stability）之間的平衡，而穩定性跟力量是**發展**彈性的先決條件，你不可能在無「延展」肌肉的穩定基礎下，有效率地拉長肌肉或增加長期彈性。穩定性是藉由投入並聯合全身在每個呼吸上而創造出來的，[22] 即穩定性從活躍的肌肉阻

力（muscular resistance）、相反移動（推拉）、在姿勢與移動中啟動全身等技巧而來。如果持續練習，**勝利呼吸法**所需的肌肉動作就可使身體整合。肉體實踐的意圖在於促使功能最佳化，身體才能當作物理與精神探索的手段。當你犧牲力量而增加彈性時，就可能損害這個最佳化的過程。

旋轉及脊椎側屈法則

脊椎要以可預測的方式旋轉與彎曲，需根據該部分是脊柱前凸（凹）還是後凸（凸）。**旋轉與側屈法則**認為，在脊椎的頸椎（脖子）與腰椎（下背部）部分，即脊柱前凸區塊，側屈會讓脊椎骨（vertebrae）前頭以彎曲時的同樣方向旋轉（脊柱會以相反方向旋轉）；[23] 在後凸（kyphotic）的胸腔（thoracic）（上背部）中，側屈會讓脊椎骨前頭以與彎曲時的相反方向旋轉（脊柱會以相同方向旋轉）。這項知識讓老師瞭解如何在不用壓縮脊椎的情況下加深姿勢（圖 3-6）。好比說，如果你在教「站姿側屈（standing side bend）」時，肩膀會向彎曲的反方向轉，骨盆則會轉向彎曲處，以找到側邊延伸的最大值，在做三角式（Triangle）與側角式（Side Angle）時也是一樣。若老師忽視這些運動學規則，他們會限制學生探索物理與實驗姿勢深度的能力，並可能導致受傷。

輔助、矯正與排序

▎輔助與矯正

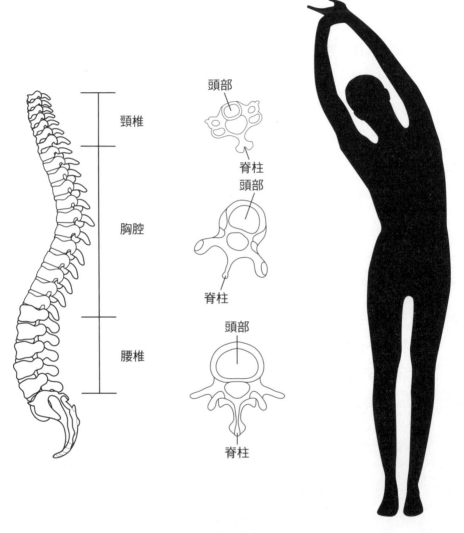

頸椎

胸腔

腰椎

頭部

脊柱

頭部

脊柱

頭部

脊柱

圖 3-6 旋轉及脊椎側屈法則

TEACHING
CONTEMPORARY
YOGA

教學需要「鼓勵」與「批評」並進，以引導學生實踐。如果老師要輔助或矯正，必須以強大的功能性解剖學知識來進行；如果沒有相關知識，老師可能會在物理上強加，或在口頭上鼓勵學生，從其自然功能性解剖學來看不自然的形態或移動。**矯正（*Adjusting*）**可說是老師最常見的指導方式，它可能是針對學生正位、姿勢行為或移動等，在口頭上、展示或是物理上的糾正；矯正也可以是一種鼓勵，而非單純的糾正形式，即鼓勵學生持續探索與進步。**輔助（*Assisting*）**對於學生的形式來說，是比較侵入性的改變，即透過老師親自介入，以達到定位；而老師在協助支撐（倒立跟保持平衡）或加深的姿勢（扭轉、連結綁定〔binds〕或前彎）時會涵蓋各種情況。不管是輔助或矯正都並非旨在鼓勵依賴老師，而是向學生表明姿勢的下一等級可能探索的部分。輔助與矯正都是教學工具，而不是表達關心或給予注意的策略，「無謂更正」非但不能增加學生的知識與實踐發展的執行感（sense of agency），反而有使他們過度依賴的風險。

輔助與矯正經常被認為經過編纂，但利用標準化的更正，會因多種原因掩蓋掉好的教學。首先，學生在執行技巧或形式上遇到的不同問題，需要不同的介入方法。第二，我們會在教學上使用輔助與矯正，因此更正（correction）產生的方式，完全依據該瞬間正在教授的東西，譬如，如果你正透過腿部的吐氣表達教導學生做弓箭步（lunge）時臀部參與的重要性，那麼矯正歪斜的手臂只是在教學上浪費時間；相反的，你應將矯正重點放在鼓勵學生推進後臀部，並在後腿向內旋轉、下背部整合時延伸，這可引導學生體驗預期的指示（intended instruction），並把他們自己的身體當作實驗點。第三，由於每個老師與學生的身體都不同，每一個輔助或矯正應

為獨特的，畢竟這需要考慮到彼此相對身高、體重、結構。

「展示」是一種輔助學生的普遍方式。若能精確展示出拜日式或任何姿勢，就能讓人輕鬆開始學習新事物。而負責指導並協助他們精煉做不到之事的老師，必須要有相當的能力與知識，以足夠解釋動作或做出矯正。展示在這裡是很有用的工具，它需要老師維持實踐的完善性，並深度理解教導的東西。不過，當老師位於展示之中時，無法專注於學生在做的事情，所以必須就展示與觀察之間的平衡，小心謹慎。

排序

在肉體實踐教學中，排序並非隨意的，而每一個**體位法**或移動，應以特定方式、特定理由、特定瞬間被實踐，無目的的實踐則非瑜伽。不管你教的是哪一個系統，這都是既定的事實。一個結構完好的排序，會呈現出一種實踐，學生會承接該實驗，以體驗老師提出的概念。這個排序必須只能包含有情境相關且非「無謂的（gratuitous）」的元素（像是上個禮拜學過的酷炫姿勢）。為了有意義，排序元素的功能在於「闡明實驗依據的概念或方法」，或是幫助學生讓身體、思維準備好實驗。固定的排序或老師的獨特結構，若在有思想、目的之方式下安排，都有其價值。

儘管姿勢經常被視為有「標準」效果[24]，但姿勢表達的方式與姿勢排序等（它之前與緊接在後的內容），與這種效果的特色有很大的關聯；換句話說，姿勢並沒有靜止、始終如一的效果。而操控姿勢的呈現方式則會

改變它們的效果，例如，倒立可能會「讓人充滿活力（invigorating）」或「讓人冷靜（calming）」，這取決於你練習時眼睛是張開還是閉上、是透過一系列的變化還是維持靜止的方式呈現、是在一開始還是於較長的練習尾聲排序等。修習者積極處理呼吸（好比**勝利呼吸法**）或操作呼吸／閉氣等，會決定前彎是否「冷卻（cooling）」。被動地維持姿勢練習可讓你感到放鬆或覺得具挑戰性，這取決於是否在深度不受支撐的變化中（保羅・格里里〔Paul Grilley〕的陰瑜伽〔Yin Yoga〕）進行練習，[25] 還是柔軟地藉道具輔助（莎拉・鮑瑞斯〔Sarah Powers〕的陰瑜伽）進行輕柔練習，或是以恢復健康排序（艾揚格）的方式實踐。只有在對稱的身體上，對稱地實踐扭動練習，才能稱之為「平衡」；如果修習者只有一側較緊，不對稱練習（在較緊一側保持並加深）可能會平衡，而對稱練習可能會增加不平衡的狀況。

對稱概念通常未經檢視。大多數的實踐會指示姿勢應在兩側平均維持，而對稱即是透過這種「平衡」定義。正統說法（orthodoxies）普遍規定，每個姿勢應維持五次呼吸。而帶有批判性接受的老師，會指導學生重新評估對稱實踐的「平衡」，並建議他們在自己的移動中創造「和諧」。這可透過藉不均等模式的維持（花更多時間打開緊繃的臀部，而非放鬆的臀部），以創造對稱的實踐來完成。同樣地，力量、彈性的平衡可視為對稱實踐，這強調出個人實踐與團體中呈現的關注不同。在團體實踐中，一起移動有機會減輕個人負擔，並促使專注於連結；而個人練習可能需要全面的指導與對稱，且會由更多個人關注所驅使，同時也是一個修習者探索和諧移動概念的機會。

姿勢效果的複雜性，使其本身變得更為複雜。大部分的姿勢都不容易分類。**椅式（*utkatasana*）**是一種站姿、前彎與後彎，同戰士一式姿勢。姿勢效果是透過教學強調而創造，而非單純的必要品質，或任何聲稱擁有的「神聖幾何」。[26] 姿勢也被認為有許多排列效果，像是初級、中級、高級等，每個效果的領悟程度，依據修習者的現存條件而定。肌腱較為緊繃的人，在做任何前彎時，都會先感受到肌腱伸展，即使該感受實為該姿勢預期的第二種效果也是一樣。因此，如果老師希望脊椎延展為該姿勢的主要功能，就必須找到「緩和（neutralises）」肌腱的修正方法，而這部分或許可透過彎曲膝蓋達成。再拿「下犬式（Downward Dog）」當例子，假如渴望的初級效果為通過脊椎的長度，中級效果長度為通過肌腱，高級長度為透過腹部創造輕盈感（**飛升**），那麼老師應指導肌腱緊繃的學生，持續在膝蓋彎曲下運作腳部，讓軀幹延伸。簡而言之，老師會選擇姿勢的排序，並透過姿勢呈現的方式引導學生，結合「課程」來達到渴望的效果；而即使在同一個課程，每個學生的方式也可能不盡相同。為完成此目的，就需要敏銳的觀察技巧，老師也需以各種不同排列方式練習姿勢，並記下個別身體的效果。將姿勢解構為等級，意味著物理實驗，這會讓你對教學有更深的理解。

▌理論、方法、技巧與形式

那麼你會在哪找到該目的？你可以在你的**理論**跟**方法**中找到瑜伽實踐的基本原理，並透過**技巧**執行。你選擇教學的**形式**會反映這些原則，並成為實驗的根基。簡而言之，實踐理論會決定為什麼以特定方式教導瑜伽，

而這包含對瑜伽的清晰定義，以及實踐的哲學與目標。你用的方法（**流動瑜伽、體位法**、冥想、**呼吸法**、風格、正統說法）提供了測試理論有效的手段，而它也是努力達成目標的前提。技巧發展是為了教學而需精煉的技能，這樣才能以完全體現的方式執行方法。你的教學形式必須總是跟你的理論、方法一致，而且必須根據精煉的技巧呈現。例如，艾揚格瑜伽的前提**理論**為，人可透過細胞層級（cellular level）的完美正位（alignment）達到啟蒙（enlightenment），而據說艾揚格認為「正位即代表啟蒙」。艾揚格**方法**（Iyengar 1966）強調姿勢的維持，搭配特定結構正位，以達到該啟蒙（還有許多健康上的好處）。艾揚格**技巧**提供擺位（placement）與定位（positioning）的細節來源，讓人達成適當的正位（手指與腳趾的適當定位、骨盆定位時尾骨折起、四肢之間的幾何關係，以及其位於空間的關係等）。**形式**為固定的姿勢準則，而你可透過使用道具，使這些探究更清晰且可接近（艾揚格即為此目的發明許多），這也是艾揚格**技巧**的其中一個組成。

我們在令人信服且持續的原則中，找到教導實踐的重要性，但不能誇大它。形式教學時（例如戰士二式，或樹式〔Tree Pose〕），如果有特定正位，應透過理論跟方法證明，接著藉由特定技巧成功執行。正位教學的解釋絕不應該贅述（tautological）。當你教導戰士二式、樹式、側角式、半月式等側面姿勢時，若指示為「將你的臀部向側邊牆壁打開」（橫向），你就不能說「因為這些姿勢會橫向打開你的臀部」，來證明該技巧能達到正位。同樣地，若你教導特定腳的定位，就必須要有原因，而非單純「因為這是正位」或「我就是被這樣教的」或「因為腳跟必須一直待在地上」，這些回答會讓人覺得這個老師不清楚為何練習，或在這些技巧缺乏有效性的足夠測試下，

盲目堅持正位技巧。老師應該做的,是對任何他們已學習的事物採用批判性接受,並為自己的教學建立經實踐證實的理論、方法與一系列技巧。

高階學生實踐

老師必須依據能力與潛力評估,幫助學生更加體現、注意到自己的內在狀態,以協助他們進步。**能力(*Capability*)**與**高階實踐(*advanced practice*)**等用語,經常被誤解。學生的能力取決於當下知識狀態、物理狀態、心靈狀態、動力(志向)、決心(職業道德),以及規律練習。這裡的高階實踐定義為——發展至不斷增加的微妙等級,而非指達到某個姿勢(形態)的能力,也並非倒立,或最強、最具彈性等。它是一種深度理解人的思維與身體運作、為不同目的控制與傳送呼吸、每一刻都能將自己的實踐配合需求調節的能力。

一般來說,學生分為三種類型——覺得自己能力不如實際;覺得自己能力大於實際;對自己有實際評估者。老師的評估包括,認知到學生物理結構與狀態的極限(受傷、解剖學上的異常)、心靈狀態(害怕、過於渴望),以及嗜好(紀律等級、專注程度、相對注意細節而非整合)等。老師也會認知或鼓勵學生將瑜伽實踐當作是一輩子的發展,並致力於欣賞獨特的每一瞬間,實踐會在身體/心靈隨著年齡增長愈趨成熟,老師可將這些改變(進步與衰退)當作與學生強調這段過程重要性的方式。**體位法**與**流動瑜伽**排序自身並非目標,而是去影響身體與思維的工具;實踐在於達到某觀點或影響,而非姿勢形態。**體位法**是人類的發明(非常近期),而且

這些形態中固有的部分，並無助益，而是執行的特定方式可帶來幫助。[27]

測試

　　教學需要測試，而老師會提供資訊並進行測試，該測試在評估上不可或缺，而且是進步的基石。學生透過實際瞭解老師提供的測試結果，學習自己是誰，並認知自己的能力。許多紀律需要相當的熟練技巧，因為像在運動競技、武術、現場表演等有壓力的狀態下，人們會期待你有專業的演出。你在實踐裡所做的，必須是能複製的。這會形成預期的心理壓力，像是「如果我失敗怎麼辦？」或擔心受傷，你的思維會直接進入到未來建構，而非專注在應完成的動作，但專注力應放在當時當下。在瑜伽課程中，有些學生若覺得老師在看著自己，或是心裡產生其他學生「具競爭力」的想法時，他們會很崩潰。「進步」來自於「專注在手上的任務／動作」，而非想像出的困境，或與他人的競爭。老師的角色在於「重新引導學生的注意力」，這樣才能證明自己的熟練程度。

注釋

1. **業力（*krama*）**一詞因克里虛那瑪查雅廣為人知，並在日後經其學生與信徒斯瓦米・拉瑪（Swamirama）闡述。教學近似法一詞意指老師選擇傳遞給學生的資訊量、傳遞方法與概念複雜性的方式，主要依據他們對正在教導的學生的持續評估。
2. 若要瞭解更多宗教實踐的功能及靈性與宗教之間的不同，請見 Durkheim（2008），最初發表於 1912 年。
3. 若要瞭解跨文化想像的精神世界或現實本質概況，請見 Metcalf（1992）。

4. 若要瞭解形上學群體認為其成果為一致的細節討論，請見 Bender（2010）。

5. 該用語來自喬治・歐威爾（George Orwell）《*1984*》（1949），並因威廉・H・懷特（William H Whyte, Jr.）《*Groupthink*》廣為人知（Whyte 1952）。歐文・賈尼斯（Irving Janis）闡述懷特的分析：「我將團體迷思（groupthink）一詞用來快速簡單指稱，當**尋求一致**（*concurrence-seeking*）支配了某個有凝聚力的內部團體（ingroup），而該團體試圖否決替代行動方案的實際評估時，人的思考模式。團體迷思一詞與喬治・歐威爾在《*1984*》他那令人驚愕的世界中所用的新話（newspeak）詞彙的文字用法相同。在該情境下，團體迷思的意涵令人反感。而這正是其意圖，畢竟該用語意指心靈效率、現實測試與道德判斷等，在團體壓力下惡化的狀態」（Janis 2010）。

6. 詹姆士・奧斯丁（James Austin）的自我與環境系統理論（theory of Egocentric and Allocentric Systems）認為，從事乏味的任務時，會透過背部路線到皮層處理資訊，並抑制或允許感官資訊來完成任務。若任務足夠簡單，對該任務非必要的感官資訊會通過腹部通道，並涉及與非額葉皮層、邊緣系統與小腦之間的互動，這使得神經的處理過程更加含蓄，因為專注在任務直接動作的努力較少。Austin, J.H., "The thalamic gateway: how the meditative training of attention evolves toward selfless transformations of consciousness", in "Effortless Attention" in *A New Perspective in the Cognitive Science of Attention and Action*. Edited by Brian Bruya（A Bradford Book, 2010）, 373-407.

7. 這部分或類似心靈狀態的口語包含：**當下**（*in the moment*）、**現在**（*present*）、**全神貫注**（*in the zone*）、**好運連連**（*on a roll*）、**專注**（*wired in*）、**得心應手**（*in the groove*）、**戰無不勝**（*on fire*）、**協調**（*in tune*）、**集中**（*centred*）或**專心致志**（*singularly focused*）等。

8. 根據古代文本，瑜伽並無分好壞。事實上，瑜伽文本認為修習者應平靜對待彼此。這勢必會套用到情緒回應上，畢竟人都有可能會適當地感到開心、悲傷、快樂或生氣。

9. 陰瑜伽方法（見 Grilley 2012、Zink 2012、Clark 與 Powers 2012 等）並不鼓勵肌肉參與其中。因此，學生會被指導交出身體（或重力）與呼吸的控制權，這樣才能維持「靜止」。他們的理論認為這個方法可引導至冥想狀態，並達到據傳的健康好處。

10. **現象學**是從個人主體觀點出發的意識經驗哲學研究。它致力於矯正笛卡兒的二元論（Cartesian Dualism），該論點提出身體與思維之間的嚴格二分法。女性主義學者認為性別是現象學的，並指出身體規範是「陽性且固定的（masculine and

constant）」，因此身體上的改變（特別是與女性有關的如月經、更年期、生產、老化）被認為是形式的風險、干擾、崩潰與非理性。從身障研究的角度來看，這些同樣的身體改變則為「自我理解的範圍（a horizon for self-understanding）」，且他們與體現的批判性種族與後殖民方法反對個人特質的西方概念，即「理性且脫離現實的」（Wilkerson 2020, 67-68）。

11. 有些老師鼓勵在課堂上「呻吟」或進行其他放鬆表達，但這些行為容易讓有些學生覺得不舒服，因為他們認為這些行為是親密或私人的姿態，並不適合公開情境。

12. **呼吸法**經常被教導為物理瑜伽之外的分離實踐。但昆達里尼瑜伽（kundalini）屬例外，其呼吸運作為實踐，且移動的精確度不高，並缺乏姿勢，這是為了喚醒昆達里尼能量，以及清理能量通道。

13. 帕達比‧喬艾斯（Pattabhi Jois）在提到「實踐中如何呼吸」時會用到「用聲音自由呼吸（free breathing with sound）」等詞句。這個柔軟的聲音有時會自胸部深處聽來，而非僅限喉部。在實踐中，他教導應讓吸氣與吐氣呈相同長度，且每個呼吸循環的強度要一樣。喬艾斯將鎖式描述為「擠壓」肛門（根），並降低腹部（**飛升**〔Jois 2010〕）。除此之外無其他指示。

14. 在**勝利呼吸法**中，吸氣的物理移動源自於腹肌拉長（**飛升**），這會促使較低的胸腔打開，但卻不會阻礙隔膜降下。這個拉長將持續，會在呼吸滿溢時更為極端，這樣上胸部就會跟著拓展。同時，肩胛骨會環繞側邊肋骨，並被拉低，這會擴大背部肋骨，使整個胸腔最大程度地均勻拓展。該吸氣的腹部長度傾向使根部向前，並保留腰背的長度。這代表，如果你是站著的，雙腳會傾向延伸移動，這樣腳部的背部肌肉才會幫助你將下骨盆下拉，也可保持下背部的長度。心靈圖像會伴隨類似的拓展，它會從**根**開始，並想像能量用與呼吸填滿時一樣的速度，從該點往外放射到身體四肢。身體與呼吸有所謂意象上的同步。吐氣也會用到**飛升**，而物理移動會再次從根開始，但為了適應腹部的拉長，根會試圖在空間中移動回去，肩胛骨會繼續環繞肋骨，並往下拉，成為協助關閉胸腔的力量。心靈上來說，**飛升**往上移動的概念，與吐氣搭配呼吸從根往外、前往身體四肢的能量移動類似。吸氣與吐氣時下巴都是張開的，但嘴巴是閉上的，而聲門則維持在打呵欠之前的位置。這裡應該要注意兩件事：第一，飛升動作並沒有完全表達**飛升**，好比其在吐氣後、閉氣時隔膜提起當下呈現的效果，儘管它的確試圖接近該動作；第二，**飛升與吊胃**（*uddiyana bhanda*）是有區別的，且腹部在個別活動的參與全然不同，吊胃不會使用**勝利呼吸法**，而腹部在吸氣與吐氣時拉長，在吊胃時則呈現收縮狀態，這可抑制胸腔的液體移動。傾向這種心靈結構過程的人，會強烈宣揚**鎖**（*bhanda*）對於能量在「精微體」內移動的優點，但在**流動瑜伽**物理實踐中，腹部

的持續拉長是為了保護腰部區域，因該區域在實踐的極端移動中無法改變型態。

15. 「*krama*」是印尼文的「種姓制度（caste）」，代表整體的本質是以其必要部分被理解。就像「種姓制度」是人類存在中不可變的組成，且支持更大的宇宙學。

16. 這個觀點類似於我們在**奧義書**中發現的教學方法，其中通達的大師會提供能理解不同事物、漸趨熟練的學生各種不同類型的資訊。「**奧義書學習**」將學生分為三種，分別為「準備好聽」、「沉思教學」與「綜合資訊」等類型。每個學生會根據他們對大師提出問題的奧妙之處，而被賦予不同資訊。這些問題代表每個學生的理解等級、大師評估基礎與協調過程。

17. 解剖學知識是一種有用的教學工具，在治療性瑜伽應用的教學上更是如此。但若要理解移動，只需理解功能性解剖學，即身體的諸多部分在移動協調中如何相互支持與影響。

18. 1955 年，阿瑟·斯坦德勒（Arthur Steindler）改編了一位機械工程師弗蘭茨·呂羅（Franz Reuleaux）的理論。

19. 我們盡量避免使用梵語名稱描述姿勢，但在此仍為釐清而使用該名。

20. 我們藉由投入身體中心姿勢的末端部分，試圖讓整個肢體參與，並透過呼吸將其與身體整合。一般是手跟腳，也可能是小腿（**駱駝式**）、前臂（**前臂倒立**）或上臂（**肩立式**）。這會讓上（臂）與下（腳）鏈合而為一移動，即便當鏈的末端部分在技術上「打開」時也相同。此外，當身體部分對立於穩定的表面時，它必須有意識地參與（壓離身體中心），以達到期望的整合。

21. 關節會以以下目的使用——腳踝、臀部、胸椎是為彈性與廣泛移動而生。膝蓋、腰椎與頸椎則是為了穩定而形成，且必須極力避免受到損傷。

22. 吸氣會拓展身體以製造空間，吐氣則會在整合身體時加深每個姿勢。在每個姿勢、情境中呈現**勝利呼吸法**時皆是如此。

23. 這源自費氏定律（Fryette's Law），其為骨骼解剖學的一系列法則，根據哈里遜·福萊特博士（Harrison Fryette, D.O.）命名。該定律被定義為一系列指導原則，並為整骨醫學修習者所使用，以區分中軸骨的功能障礙。

24. 艾揚格瑜伽提出以下姿勢帶來的一般效果，如站立（穩定、充滿活力、加熱）、向前延伸（冷靜、安靜、舒緩）、旋轉姿勢（內傾、水平、加熱）、背部延伸（刺激、充滿活力、加熱）、倒立（冷靜、規律、補充），以及恢復性姿勢（休息、舒緩、更新）等。儘管這些屬全面性的效果，艾揚格仍列出各姿勢的特定成效。

25. 保羅·格里里、寶利·辛克（Paulie Zink）推薦該方法與技巧。

26. 神聖幾何將象徵與神聖意義歸於該幾何型態及幾何部分。它與以下信念有關，即「意識那偉大且有智慧的宇宙力量，是宇宙中的幾何（Great and Intelligent

Universal Force of Consciousness is the Geometer of the Cosmos）」（Calter 2008）。

27. 大多數**體位法**的古代本質缺少證據，因此型態較為隨意，且實踐中鼓勵創意與實驗（為達到該效果）。請見「瑜伽歷史記述（An accounting of the history of yoga）」（Mallinson 與 Singleton 2017、Singleton 2010、Foxen 2020、De Michelis 2005、Jain 2014 等）。

附錄 3：反映與實驗

瑜伽的肉體實踐教學，需要兼容並蓄的知識，包含解剖學原理（結構、移動與呼吸）、體現（身體裡的親身體驗）、意義（精神、社會、心理與藝術）等。有效的傳遞與評估方法（教學）會辨別出你是瑜伽老師還是一名修習者，而這也包含提供誠實批判、鼓勵、修正通往成功的路徑。以下練習即是為了磨練這些技能，並為你的教學效果提供評估與進步。

3-1 進入流動（龐克版本）

搖滾樂團「性手槍」的主唱約翰‧里頓曾唱道：「憤怒是一種能量（anger is an energy）」。當你練習瑜伽時，是否有必要將憤怒與其他的憂慮拋到腦後？「負面」情緒在瑜伽社群中經常被妖魔化，但修習者或老師其實可以利用這些情緒（就像演員或龐克歌手）呈現出更高等級的獻身或強烈感。儘管情緒可能會使你的努力分心，特別是在習慣性的情況下被表達出來時，但情緒反應的批判性觀察，可在實踐中創造表達情緒的正念觀察。

如果表達情緒會帶來消散（dissipation〔而抑制則會延續〕），且在流動中，情緒會在專心致志的情況下被「輸送」（Csikszentmihalyi 1990）——你身為老師，會如何設定範圍（parameters），以盡可能在實踐中輸送學生的情緒能量？老師是否應該隱藏自身情緒，以成為一個中立的媒介？為什麼？又為什麼不？

3-2 重覆與變化

當你在各種情境中不斷重複原理時，最能達到教學效果。理想上，每一個情境都可用來強化概念或依序介紹新層面。例如，你可能會選擇在將手臂拉到軀幹後時，教導肩膀關節的手臂內轉。這可套用到負重（weight-bearing）姿勢如肩立式（Shoulderstand），以作為駱駝式（Camel）或橋式（Bridge Poses）中釋放頸部的方法，或是綁定的基礎概念（像連結三角式，或戰士式姿勢的反轉祈禱等）。在各個

情況下，同樣的原則能套用到不同方式上，顯示為何內轉會在手臂位於軀幹後方移動時提供穩定性。老師可在結構良好的鷹架理論技巧中，透過漸進的重複與不同情境，讓學生對相關概念有自己的一套理解方式。

你可以構思一個鷹架理論排序（如前述），其中的原理知識會在複雜性顯露時得到強化。

3-3 衰退與流動

每個課程／實踐都會有軌跡。課堂上的活力程度經常在接近開始時達到顛峰，特別是以拜日式開始的時候，並在之後逐漸減緩。鷹架理論會讓課堂持續回到顛峰體驗或教學重點，也是一種透過課程進步的方式，且儘管強烈度與關注有所起伏，但經驗卻會持續加深。

你該如何在實踐教學中應用鷹架理論？這個策略會如何創造並釐清意義？

3-4 解構與重建實踐

姿勢可分解成不同組成部分，這個過程我們稱之為「水平（levelling）」。例如，前臂平衡（蠍子式）需要肩膀的彈性與穩定，以及進入與維持平衡的技巧知識。分開運作各個元素，可讓學生建立技能並體驗進步。

請挑選一個複雜或困難的姿勢，並將其分解為重要的組成部分。學生在嘗試該姿勢時需要什麼（好比力量、臀部穩定、肌腱彈性、呼吸控制）？你會如何將這個姿勢教給擁有不同的經驗、物理能力、身體結構的學生？你會如何漸進式地重新建構這些元素，以讓學生移動，使他們更完整表達該姿勢？你會如何讓尚未達到該姿勢的學生進步？你會如何將此運用在教導「所有等級」的不同學生上？

3-5 復原

「復原」是指因重要的身體經驗而改變自我感官或能力的過程。我們都會有經驗（不管是狂喜還是創傷），而我們會將其記為「改變生命的重大事件」（好比學騎腳踏車、第一次倒立、生產、創傷性損傷）。

請回想一段曾**正面地**改變自我感官的物理經驗。這個成就意味著什麼？而你又是怎麼達成的？你會怎麼套用這個洞察，讓學生在實踐中通過障礙？也請試著回想一段**負面**的物理經驗，你該如何避免讓這段經驗減損在瑜伽中的進展？

3-6 技巧對流動

教學需要結合技巧的「實踐」與「表演」。在瑜伽中，技巧實踐是在流動狀態裡達到瑜伽經驗的準備過程（Csikszentmihalyi 1990）。我們每個人都有因專注在表演所需技巧的眾多層面，而導致過度思考某個技能或移動的經驗。然而，當我們在流動

狀態中表演時，可像一件式衣物（one piece）般整體移動，就如同某個超越這些部分總和的事物。

你應該對技巧及「瑜伽」個別投入多少時間，並強調其重要性？這是否因不同情境（課程、工作坊、訓練、深造班）而有所不同？你該如何鼓勵學生在套用技巧時達到流動？

3-7 死亡瞬間

Stetson、Fiesta 與 Eagleman（2007）尋求理解在強烈恐懼事件中，時間靜止的「感覺」。他們創造了許多實驗來觀察他們的研究生，是否真的在「眼前閃過其生活片段」時放慢了時間經驗。在找到適當的恐懼引發事件，並為學生配戴裝置以看到秒數消逝後，資料呈現出有趣的結論。時間並非實際變慢，而是所有感官會突然打開。這股需通過大量感官資訊的壓倒性需求，創造了時間停止的「感覺」，但現實是時間仍持續不斷地流動。

這個現象如何與瑜伽實踐產生關聯？我們如何在不危及自己的情況下，有意識地達到這種整體感官經驗？你會如何將此教給你的學生？

3-8 效果：無效果

老師經常會假設特點或心理建設來刺激探索。「如果你假裝自己的手臂很重會怎麼樣？」、「如果你擺出很有自信的態度會怎麼樣？」、「如果你將實踐貢獻給你所愛的人會怎麼樣？」等。接著，學生就會假裝呈現出這些特點，這並非自發性地產生（但也許會），而是因建議而發起。儘管「假裝（affectation）」這個詞帶有「非真實（inauthentic）」意涵，但透過這個「假裝（affects）」應用的移動探索，可讓學生以高程度的個人創意投入實驗。

而你又會如何使用這些提示來進行有效的教學？

3-9 呼吸語言

學生的呼吸會顯示他們感知思維與身體統一的程度。他們是否維持穩定、規律的呼吸？他們是否連結呼吸與移動，以增進內在狀態更偉大的知識？無力維持穩定呼吸時，是否代表躁動不安？

請花一個禮拜觀察你在實踐中的呼吸，並做精細分析。你的呼吸改變（慢、快、規律、不平均、**火呼吸**〔*kapalabhati*〕、鼻孔交替、閉氣、鼻對口）會如何改變你的實踐經驗？觀察者效應（Observing affect）會與觀察一個「姿勢」型態與其「正確性（correctness）」不同。這讓老師可以推測出學生正如何體驗其實踐。在教學中，當你專注於學生呼吸與行為時，你會注意到什麼？

3-10 引導目擊：體位與流動瑜伽效果

當你「建議」學生時，期望可能會使結果產生偏差。假設你相信在你的身體做出不尋常形態時維持平衡，可以帶來精神上的洞察、促進情緒健康或更好的物理健康，那麼它可能真的會發生。你的信念可解釋為什麼事情會發生，這可在雜技或柔術表演者上應驗。當你接受未經證實的理論，可能會帶來安慰的效果（若那是你所追求的）。在瑜伽課程或身處社群的一部分時，你應該很常聽到宇宙「自有安排」或「上帝只會給你分內之事」，或更特定的主張如臀部伸展後的「情緒釋放」。若大家都接受命運或情緒解放，那麼是因為學生相信它會發生，所以才發生，還是因為它是生物力學的結果，才得以發生？

你聽過或使用過引導學生的範例有哪些？所有的教學都需要操作，但什麼樣的操作會產生反效果？指導中的「暗示（suggesting）」結果，是否會奪走學生建立辨識與探索技能的機會？

3-11 輔助道具

我們會為了教學目的使用道具，它們可幫助學生理解完成姿勢或移動時所需的部分，且有很多創意的使用方法。使用道具時應深思熟慮，你才不會過於依賴物品（支撐物〔crutches〕）。道具只是暫時拿來在教學上協助測量與發揮創意。而在線上課程中，學生經常從日常物品中創造「道具」（沙發、書、枕頭、椅子、腰帶）。

你在實踐與教學中是如何有創意地使用道具？同樣的道具是否適用於每個學生？你如何在維持獨立性的情況下使用道具教學？什麼時候該把道具置於一邊？為什麼？「牆壁」的應用會在何種情況下同時幫助與阻礙學習倒立及後彎？

3-12 超出範圍

學生會經常向老師詢問無關瑜伽的問題或意見，而瑜伽老師應該要料想到，他們對瑜伽的知識無法給予學生所有生活問題的答案。

你夠資格教導什麼，或給予什麼建議？當你被詢問到沒有確定答案的問題時，該如何回答？你是否對於擔任學生於工作室之外的人生顧問感到有壓力？你該如何深思熟慮地回答學生，又能維持你身為**瑜伽**老師的身分，以將詢問的責任還給學生？

參考文獻

‧ Austin, James. "Effortless attention." In *A new perspective in the cognitive science of*

Teaching
Contemporary
Yoga

attention and action, edited by Brian Bruya, 373-407. Cambridge, MA: Bradford, 2010.

- Bartenieff, I. *Body movement: coping with the environment, identity and modernity*. Langhorne: Gordon and Breach, 1980.

- Bender, Courtney. *The new metaphysicals*. Chicago: University of Chicago Press, 2010.

- Calter, Paul. *Squaring the circle: geometry in art and architecture*. Hoboken: Wiley, 2008.

- Clark, Bernie and Sarah Powers. *The complete guide to Yin Yoga: the philosophy and practice of Yin Yoga*. Plano: Wild Strawberry Productions, 2012.

- Csikszentmihalyi, Mihaly. *Flow: the psychology of optimal experience*. New York: Harper and Row, 1990.

- De Michelis, Elizabeth. *History of modern yoga*. New York: Continuum, 2005.

- Durkheim, Emile. 2008. *The elementary forms of religious life*, translated by Carol Cosman. Oxford World's Classics. London: Oxford University Press.

- Foxen, Anya. *Inhaling spirit: Harmonialism, Orientalism, and the Western roots of modern yoga*. Oxford: Oxford University Press, 2020.

- Grilley, Paul. *Yin Yoga: principles and practice*. Ashland: White Cloud Press, 2012.

- Iyengar, B.K.S. *Light on yoga*. New York: Schocken Books, 1966.

- Jain, Andrea. Selling yoga: from counterculture to pop culture. Oxford: Oxford University Press, 2014.

- Janis, Irving. "Groupthink," *Psychology Today* vol. 5 no. 6（April, 2010）: 43-46.

- Jois, Sri K. Pattabhi. *Yoga Mala*. New York: North Point Press, 2010.

- Mallinson, James and Mark Singleton. *Roots of yoga*. New York: Penguin Books, 2017.

- McGilchrist, Iain. *The master and his emissary: the divided brain and the making of the Western world*. New Haven: Yale University Press, 2009.

- Merleau-Ponty, M. *Phenomenology of perception*. Translated by Colin Smith. New York: Routledge and Kegan Paul, 2002: 66-68.

- Metcalf, Peter. *Celebrations of death*. Cambridge: Cambridge University Press, 1992.

- Nevrin, Klaus. "Empowerment and using the body in modern postural yoga." In *Yoga in the modern world*, edited by Mark Singleton and Jean Byrne, 2008: 123. London: Routledge.

- Orwell, George. 1984. London: Secker and Warburg, 1949.

- Sakuta, Aska. "Embodied consciousness during meditation in movement: neurocognitive theories." Extended abstract of doctoral thesis. Chichester: University of Chichester, 2017. Accessed 10 October, 2020. http://moco17.movementcomputing. org/ wpcontent/uploads/2017/12/ds1-sakuta.pdf.

· Sheets-Johnstone, Maxine. *The primacy of movement*. Amsterdam: Johns Benjamins, 1999.

· Sheets-Johnstone, Maxine. "Why is movement therapeutic?" *American Journal of Dance Therapy* vol. 32 no. 1（2010）: 2-15.

· Singleton, Mark. *Yoga body: the origins of modern posture practice*. Oxford: Oxford University Press, 2010.

· Smith, M.I. "Moving Self: the thread which bridges dance and theatre." *Research in Dance Education*, vol. 3 no. 2（2002）.

· Stetson, C., M.P. Fiesta, D.M. Eagleman. "Does time really slow down during a frightening event?" PLoS ONE（2007）: vol. 2 no. 12: e1295. Accessed 3 April, 2020. https://doi.org/10.1371/journal.pone.0001295

· Sweeney, R. *Transferring principles: the role of physical consciousness in Butoh and its appli- cation within contemporary performance praxis*. London: Middlesex University, 2009.

· Whyte, Jr., "Groupthink." *Fortune*, 1952. Accessed 3 April, 2020. https://fortune. com/2012/07/22/groupthink-fortune-1952.

· Wilkerson, Abby. *Embodiment*. New York: New York University Press, 2015. Accessed 12 April, 2020. https://doi.org/10.18574/9781479812141-022.

· Zarelli, Phillip. "Toward a phenomenological model of the actor's embodied modes of experience." *Theatre Journal*, vol. 56（2004）: 653-666.

· Zink, Paulie and Maria March. "Yin Yoga." *Yoga Magazine*（2012）.

4

瑜伽事業：

教學或不教學

瑜伽教學蓬勃發展

瑜伽顯然已成功成為世界流行文化的常客，並引發了全球性現象。瑜伽受歡迎的原因很複雜，但安德烈亞・賈恩在《*Selling Yoga*》指出，自由市場資本主義、人們和思想傳播到世界不同地區的能力增強、「對既定宗教傳統的普遍幻滅」以及「與全球消費文化的融合」支持了瑜珈的全球普及（Jain 2015, 43）。同時，教師培訓課程也跟著激增，渴望接受培訓的人數也空前絕後。但並不是每個接受教師培訓的人最後都會開始教授瑜伽，甚至許多人也從未想過擔任瑜伽老師。這樣的現象從何而來？而教師培訓課程又為何如此受歡迎？

雖然瑜伽無疑地很受歡迎，但大部分工作室遵循的現代商業模式其實有諸多問題。比起套用學校模式，大部分工作室更像健身房，他們會在合適的時間提供課程以方便客戶上課，但這往往會損害課程中原先可實行的漸進式教學。學生透過課程的進步被大幅漠視，這是因為人們更重視支付租金、留住受歡迎的老師、跟上趨勢的必要性。如同我們之後會再進一步討論的，這導致許多初學的修習者報名教師培訓，以在無基礎知識或經驗的情況下增加練習機會。為容納這類需求，許多工作室申請與完成培訓的標準，既低落又稀少。

瑜伽作為流行文化

就像賈恩說的，在 20 世紀後半，瑜伽可說已徹底融入流行文化之中，

特別是在世界各地的都會區，當大眾持續「選擇」要消費什麼時，也透過這種消費行為創造出流行文化（Jain 2015, 45）。現代瑜伽修習者已不同於過往是懷疑、審查的對象（隱密、邊緣、反主流文化實踐的提供者）；相反的，瑜伽在媒體中有著正面形象，對大眾來說，是改善身體健康的養生之道（Jain 2015, 45）。瑜伽之所以會吸引這麼多人，是因為它脫離了許多宗教傳統或信仰系統（儘管這對 HAF〔Hindu American Foundation〕等印度民族主義團體來說仍具爭議）[1]，且有望解決現代生活中各式各樣的社交、心理、精神問題。就像寇特妮‧本德在其民族誌《The New Metaphysicals》提到的，當瑜伽公然脫離其與宗教的關係後，就可透過找到自己的意義跟真實，連結到許多西方制度情境。人們開始把它理解為「靈性」，而對實踐的人來說，瑜伽顯然與「宗教」不盡相同。如同本德談及瑜伽等許多現代形上學傳統時所說：

> ⋯⋯顯然是「市場」與選擇組織了靈性，其中每個個別消費者與探尋者（seeker）面對的是市場無差別且正變化中的商品⋯⋯我們所認為的靈性是在醫療、宗教、藝術機構中積極產生的。它並非無組織或雜亂無章，而是以不同的方式組織起來，在各種宗教和世俗領域內或與之相鄰，這些領域影響和塑造了各種精神實踐⋯⋯形上學將精神投入到不同制度環境，包括一些常被認為是世俗的事物。
>
> （Bender 2010, 22-23）

瑜伽如同許多其他「精神的」努力，已透過許多制度被情境化與執行，

尤其是療癒／治療與其他類似的醫療領域、健身、健康產業等，都將瑜伽當作是減壓、超心理學，以及社交、政治環境的「社群」。這些社團並非錯誤的，但它們帶來的影響，經常未被修習者、瑜伽組織大幅考慮與檢驗。

例如，當瑜伽與醫療專業放在一起時，即受醫療組織與醫療機構的標準、評估、限制所管制。在該情境中，瑜伽是依據且因醫療研究與療癒證明等而有效。這使新組成的瑜伽治療組織如 IAYT（國際瑜伽療癒師協會）與 SYTAR（瑜伽療癒與研究協會）對瑜伽有愈來愈多的規定與編纂。[2] 藉由被認定為治療者（healer〔不管是經證明還是未證明〕），今日的老師會吸引處於「疾病」狀態並尋求解方的學生。這浮現出一些問題，像是老師是否意識到自己作為治療者的責任，或是否已為可能處於加強「需求」狀態的學生準備好。如果老師沒注意到這些部分，容易讓自己處於脆弱狀態，即無法（或準備不足）滿足學生的期待。將自己定位成「治療者」會帶來各式後果，而最重要的在於醫療標準成效的精確性，可能會阻礙瑜伽拓展精神志向。

在心靈健康情境中，瑜伽被認為對所有事物皆有助益，從每天的「壓力」到深層的「肉體創傷」皆是。在這個背景下，瑜伽的語言會反映出心靈健康社群的世界觀。該組合引導人們創立各式各樣瑜伽介入系統，而這些系統會在心靈健康模式下運作，像是「創傷感知瑜伽（trauma sensitive yoga）」、「監獄瑜伽（prison yoga）」、「受傷戰士（wounded warriors）」與「成癮者瑜伽（yoga for addiction）」等。真實性敘事著重於創傷和其他心理疾病的救贖和療癒。我們可以透過**十二步驟**（*twelve-step*）

的語言與其他心靈健康矯正系統來獲知成效（Khoshaba 2013）。

普遍毒性（universal toxicity〔因職業、家人、戀人、節食、創傷、生態降解、科技等而生〕）的信念，藉著將瑜伽呈現為物理、心理、情緒的「療程（therapy）」系統而獲得支持。這著實利用了西方世界的存在主義焦慮，你可從末日、氣候變遷、陰謀論思想的盛行來看到這些焦慮，而陰謀論也充斥著瑜伽社群。[3] 儘管瑜伽將自己比作西方醫學與科學，但人們卻有個共存卻反常的信念，即認為生物醫學是不能信任的；人們更傾向相信古代阿育吠陀醫學（Ayurvedic medicine）（或其他自然療癒系統）是更高等級的系統，儘管大多數的瑜伽修習者對其知識或互動有限。

在健身產業中，瑜伽被當作是一種力量與彈性的物理養生法，而這也衍生出許多健身瑜伽混和型態如 YogaFit、Pycor、Yogalates 及其他系統等，這些系統歸納了實踐的社會精神層面，並結合了健身產業的語言（核心力量）及標準。部分初學者不願意在西方環境下練習瑜伽，是因為瑜伽被視為「宗教」；在與健身並列後，瑜伽變得更容易消費，而且倡導實踐上的安全與健康。這鼓勵了管理跟標準化，以降低負擔。[4] 健身敘事強調瑜伽作為物理訓練、吸引力，甚至是抗老系統的優越性，把物理外表當作健身標誌的關注程度，導致渴望理想「瑜伽身體」的修習者（特別是女性）經常產生飲食障礙（eating disorders）[5]，且人們抱持著瑜伽可轉變所有**身體**的錯誤觀念。如果你在網路上快速搜尋一下雜誌標題，會發現瑜伽被當作「身體雕塑」的奇蹟，並被保證有「精瘦的肌肉」（非龐大或陽剛）、「纖瘦合身的身軀」與「更美好的性生活」。事實上，瑜伽界目前部分改革呼籲──

將「美麗的身體」改為強調「正面的身體」，即在強烈反對上述關注。就像金佰利・達克（Kimberly Dark）在《Decolonizing Yoga》提到的：

> 不可避免地，在消費者文化中，出得起錢請瑜伽老師的人，勢必會對身分地位感興趣，而「火辣的身材」就等同於身分地位。有時，高尚的胖子可以偷偷溜進去，即那些假設正與自己肥肉鬥爭的初學者，這樣的人會受到友好接納，並感受到些許的愛。那麼那些規律實踐、苦幹實幹，**看起來**卻從不苗條的人呢？這個嘛，有時就是令人感到不舒服，因此他們只好放棄那些美麗工作室提供的團體支援與個人指導。而肥胖的瑜伽修習者即使撐過最初的不適感，並成為一個常規的練習者，身為局外人的感覺仍可能持續存在。
>
> （Dark 2014）

瑜珈行銷依賴於銷售苗條、穠纖合度、性感的身體。在西方文化中，「物理吸引力（physical attractiveness）」就等於外表，特別是對女性而言。身體外表與健身的結合，對瑜伽來說並不獨特；然而在瑜伽中，女性身體（同運動員）透過外表與標準性徵判斷的程度十分顯著，這也導致「肥胖」或「無性吸引力」的女性在實踐中不會覺得自己受歡迎。就像舊金山瑜伽老師金貝爾・辛普金斯（Kimber Simpkins）曾提到，與其他健身活動相比，參與瑜伽的酷兒女性較為不足：「我們應該去除這種內化觀點，否則我們會無意識地認為，我們的不適來自於自己的錯誤，因此需要改變自己的身體，以改正這種觀念。就像我們必須努力擺脫社會對我們應該愛誰的期待，我們也應該努力擺脫社會對我們應該看起來如何的期待」（Curtis 2018）。

本德指出，有些瑜伽修習者會將自己與宗教視為一體，而非一般的機構。教堂跟 YMCA 長期以來都在地下室開設瑜伽課程。在這樣的情境下，瑜伽是精神性的角色，而物理實踐的重要性就跟著降低。瑜伽與其他宗教信念一同被接納為讚美實踐，或與特定宗教系統混和。**基督教瑜伽（*Christian Yoga*）**會興起，即是一種確保耶穌仍然是精神參與的焦點，但瑜伽的宗教層面更傾向於透過奪去老師的地位或權力來馴養。「美國人較傾向將瑜伽當作是無宗教的物理嘗試。當透過純樸、受過教育、自由思考與熟悉的鄰家女孩描繪時，是可接受的。如果我們不藉由這樣的方式統一瑜伽的樣貌，瑜伽在美國只會是一個祕密活動，對基督徒來說並不適合」（Lawson 2013）。在宗教機構情境之下，瑜伽被重塑為轉型與神祕（當你直接將參與者連結至神）技巧，而冥想（精神）或祈禱（宗教）被視為瑜伽實踐的主要目標。

另一個將瑜伽與宗教並列的結果，在於一系列規定理想生活風格的道德倫理演變。瑜伽在傳統上是道德中立的，由於所有人都是由相同能量構成，或由最高意識所表達，因此「瑜伽修習者（同時）是神，也是惡魔」（Fouce 2005）。〈**薄伽梵歌**〉的其中一個評論提到，其缺乏道德規定，並宣傳了某種極端的道德相對論（moral relativism〔Wayne 2017〕）。更近期，瑜伽在情境上與反文化運動及拒絕傳統規範的行為並列；今日，則是轉向自由與進步的理想。目前，不論是公眾想像或修習者之間，瑜伽已牢牢地與道德實踐並肩，而這需要瑜伽修習者、老師抱持某種政治立場，並認同一套信念。人們強調**克制（*yamas*）**與**奉行（*niyamas*）**的重要性，並帶出所需信念與行為典範，但並沒有獨特的瑜伽，肉體實踐的表現也非必要。總

地來說，現代瑜伽「道德」在於限制行為，而非鼓勵在自我探索中拋下社會限制。

除了宗教文本之外，本德還提到了她研究的神祕修習者，在個人與社會認可中「經驗文本」的重要性。在每個故事中，她認為有三種比喻能幫助建構權威性的敘事——「時間展開模式、情節中的社會連結描述，以及對認知知識的體現或情緒知識主張」（Bender 2010, 62）。重要（體現）感覺與情緒在這裡成為具備真實性的強力標誌，並打敗了制度上的權威與事實。儘管證據（科學）矛盾，仍放大了個人實驗性文本作為權威證明的公信力。

▌理想「社群」

現代瑜伽的情境與**社群**概念相當一致。對瑜伽修習者來說，社群有很多種層面，它可以指修習者對他們當地工作室的強烈連結、興趣相投、效忠；更廣泛來說，則可指世界性的瑜伽社群，或更甚者，意指純粹意識的普遍聯繫。我們可以在瑜伽推銷、行業雜誌、討論中看到瑜伽的生活風格，而社群似乎已無所不在。社群的概念如同**朋友**的概念一般，已在社群媒體的時代中顯著轉型。一方面，科技讓我們能以前所未有的方式連結他人；而另一方面，這些關係也因為拓展而淡漠。事實上，儘管連結的機會變多了，人們卻也普遍呈現更高程度的冷漠與分離。

臉書、推特，以及幾乎完全連結的網路世界、電腦、智慧型手

機、行動電話等，已經改變了人們對於周圍世界的認知，以及他們對自己的感覺。有些連上網的人會認為，自己處於更大（儘管是人造的）的一群朋友之中而感到安心。也有其他人在想像到，他們連結的這批人並非真正「懂」他們時，會莫名地覺得更加寂寞。

（Agnew、Brezina 2010, 134）

在社交媒體誕生的許久之前，法國的社會學家艾彌爾‧涂爾幹就為這種社群寂寞命名為**失範（*anomie*）**，即描述叛逆者的思維狀態，這些人更容易被錯誤領導的人誤導；而今日「朋友」的劇增，讓事情變得更加扭曲。今日人們正經歷正面與負面感官皆放大的過程，而非過往的失範，這種扭曲會讓他們感激並依賴他們的「社群」或老師，但其中的方式並不令人滿足，也不健康。瑜伽修習者會特別追尋與社群創造、培養有關的歸屬感，但對歸屬感與對社群領導者的顯著期待，可能會給社群成員之中感到不滿足或不被注意者帶來同樣顯著的破滅。

希奧朵拉‧維爾德克羅夫特（Theodora Wildcroft）在其發表論文中探討「後世系瑜伽（post-lineage yoga）」，認為那是忠實修習者的新運動，而且以現代跨國正統實踐的相反形式建構。依據她的說法，「後世系瑜伽重新評估了決定實踐的權威，它是教學制度相對同輩網路，或**僧伽**（社群）**相對師徒制**（teacher-adept）的特權」（Wildcroft 2018a, 15）。後世系瑜伽修習者是一群專注的修習者，而他們大部分都因現代世系組織、父權制的權力結構而醒悟，並視自己為民主、包容、平等的實踐社群。該分散社群會在每年一系列的慶典時，從世界各地聚集在一起，並編纂、驗證、實踐他

們分享的信念與行為系統，在這種情況下，該社群本身已成為權威力量、社群成員，以及驗證來源。儘管並不是所有現代修習者都認同後世系價值與信念，[6] 但許多工作室都會分享這種社群的增值與賦權。這導致在許多工作室環境中，教師的權威性以及其被優越知識有所減弱。這種權威現在依賴於社群本身的集體判斷。在這樣的情境下，教師的外部認可已被實踐社群的外部認可所取代，而該社群的限制可能和過去大師的限制一樣嚴格。在一些瑜伽系統中，素食主義並不是一個選項，而是課堂上宣揚的道德要求；同樣的，環保主義、反殖民主義、其他進步的政治信念，也被期望在實踐瑜伽的人身上看到，因為他們被社群認為是「啟迪（enlightened）」思考與實踐的證據。

　　社群中心的定義不論是狹窄還是廣泛，在現代姿勢瑜伽中都不該被低估，不管它是存在於形式想像出的結構內（後世系瑜伽）或外。制度情境結合社群的重要性，不管是世俗還是宗教，瑜伽都藉此融入了西方文化。這些考慮因素的知識，都是修習者必須選擇教授的部分，而他們選擇的情境跟社群會決定教學被接收的情形。有鑑於此，工作室的環境如何與瑜伽可能結合的其他組織結構相較？

瑜珈的商業模式：對教學的影響

　　許多瑜伽老師與工作室擁有者認為，「瑜伽事業」絕對不是個賺錢的生意，他們怨嘆缺乏能力供養自己或他們的工作室空間，更不用說是透過教學賺錢了。若瑜伽已經如許多人所說的「高度商品化」，那麼究竟是誰

靠販賣行銷商品而致富？許多工作室發現，財務上的流通並非從瑜伽課程而來。市面上充斥著瑜伽產品、咖啡、茶館、身體鍛鍊、各式療癒方法、替代實踐等，這些銷售內容都是瑜伽的附加物（快樂、健康、意義、目的、性吸引力、社群）。

在瑜伽工作室的「現代」概念初次被採用時，很少人會預料到它將深深地影響瑜伽教學的方式，以及這些改變是潛在有害的。在瑜伽專門工作室出現前，物理瑜伽課程往往以每週課程的形式在多功能租借空間舉辦（社區中心、教堂地下室），這些老師開設的課程較簡樸且出於愛好，並服務各種程度的人。如果老師需要代班，就可以由其中一個資深的學生取代，並沒有所謂的專業瑜伽老師；對持續學習的學生而言，進步雖緩慢，卻是漸進累積的過程。而專門的瑜伽工作室讓學生的物理技能快速進步，特別是手平衡與倒立等範圍，[7] 因為更多的課程，也代表你有更多的練習機會。快速又可明確學習獨特的平衡與其他姿勢，讓工作室有美好的前程，雖然一開始工作室只有一位老師，但一位老師每週需實際負責許多課程才能維持財務運作，代表確實有必要投入更多其他老師。為了建立自己的專門場地，大部分工作室會套用健身房、塑身產業的商業模式與實踐。

健身房與瑜伽工作室最類似的地方在於——安排課程的方式。該模式太過普遍，以至於很難看出它產生了什麼效果，時間表會列出一週內可選的課程，他們會在規律時間開課，並有固定時間限制。典型來看，有早、中、晚的課程，因為這些時間對有工作或家庭的參加者而言，是最好協調的。雖然瑜伽工作室提供的「進階」課程會比健身房多，但大多數的課程

會盡量安排「一般」程度。個人工作室（與健身房）提出的等級都是隨意並按特定狀況而定。在實踐中，老師可能會發現自己在星期一、星期三、星期五的晚上 6 點教等級一（命名可能隨工作室而不同）的課程，這可能會讓老師覺得洩氣，因為無法保證他們會在這些個別天數或不同週教授同樣的學生。他們可能會有一些熟悉他們教學的固定顧客群，但他們也有職責去接納新來的人，而且工作室旨在鼓勵新學生流入。這代表，健身房與瑜伽工作室總是會維持更多低階的課程，由於課程時間主要是為了讓客戶方便所設，要移動大多數人到更進階的程度是有困難的；如果對課程安排感到滿意，他們就不會有意願移動到可能會感到挫折的班級。在健身房的模式中，首要任務在於客戶對他們的體驗感到開心，否則，他們可能會將業務轉移到其他地方。

讓人們在移動身體時保持快樂的精神是無可爭議的，但每個人能做到的程度各不相同。如果每個人都欣然接受瑜伽，那麼工作室將人從太過高階的課堂排除的標準為何？當然，一個有成就的老師，應該要能為初學、中階、高階學生在同一室帶來「快樂的」體驗；然而，非高階的學生通常會參與其中的監督角色，而這通常會以更高階學生的發展為代價。老師需要注意、管理更多的新進學生，以確保他們理解指示、防止受傷。即使讓他們進入該課程有道德上的疑慮，但由於許多工作室面臨財務上的困境，因此不太可能拒絕低程度的學生，況且你也想堅持讓所有人都能接觸瑜伽。

當瑜伽變成一門生意，瑜伽老師就會面臨更令人難以接受的現實，他們會需要教很多課來維持生計，甚至需要跑很多工作室來達成目標。而老

師的財務償付能力還有其他問題——工作室之間的競爭可能導致他們被要求不能在其他工作室教學，而必須獨家授課。由於課堂時間被安排在早上和晚上，老師的雇用狀況通常需要他們在兩段時間教學，幾週下來可能還好，但瑜伽工作室的行程是不間斷的，每年會進行 52 週。

過去，課程長度是開放式的，並隨老師而訂，這讓老師可以繼續教學，直到課程達到一個基本結論。雖然老師可以在限制的時間內安排課程，但當有學生在外面等待下一堂課時，老師就不可能再繼續教下去。而客戶透過支付費用獲得內容的需求，將優先於教育的必要性。

不管如何，健身房與瑜伽工作室之間，仍有重大的不同。健身房投資重在設備，人們可在任何時間以特定目的使用，有些還會 24 小時營業。健身設備大舉投資淋浴間、毛巾、更衣室，而瑜伽工作室往往有窗簾就將就著用，並只配備有洗手台的廁所。健身房的課程多元，且經常包含在費用之中，或至少在瑜伽工作室可能需支付的成本之下。許多工作室試圖透過「90 天 90 美金」等行銷優惠來吸引學生（好比健身房會員），但同時也認知到，很多利用該服務的人並不會定期續約，若如此，你就必須確保工作室的行銷足以找到新客戶來維持金流。若說吸引新客戶到工作室很重要，那就不能忽略開發新客戶的重要性。瑜伽工作室在這部分可以做得比健身房好，因為瑜伽課程的價值觀在於「參與」而非「教育」，你花在精煉跟分析技巧的時間較少；健身房的原理是透過活動來達成健康，瑜伽也將此套用為理念，但同時加上很強大的靈性要素於其中。對有些人來說，這並不吸引人，甚至可能成為人最終選擇健身房而非工作室的一個因素。當你的

主要重點放在新進者時，客戶就不一定需要有看得出教學品質的眼光。在瑜伽課程成為健身房主要課程之前，黃金時段主要為有氧運動；而瑜伽被引進後，主要是排在較無人氣的時段。大多數的瑜伽工作室，一天只能維持四、五堂有收益的課程，有些工作室則會試圖用特殊課程（產前／後、親子）與不定期週末末工作坊等，填滿「空檔」時間。其中，工作坊通常是最具收益的，但卻較不規律，工作坊的性質特別，而且太常舉辦的話，反而減少其新穎程度。而最成功的課程填補內容，即是教師培訓，其根本原理在於它會製造金流，而且可在有空檔的時候執行數次。教師培訓的動機，並非因為需要更多教師，而是因為缺乏學生。

▌教師培訓產業

我們認知到，維持工作室空間的困難度，但其實擁有一個另外獨立的瑜伽空間，是有很多好處的。有鑑於制度上的結合，對老師及其貢獻解析與權力限制的影響，工作室會提供分開的空間，讓瑜伽修習者可以建構這些制度合宜的不同價值觀、信念、實踐。簡而言之，本德認為，在工作室環境實踐的瑜伽有機會享受不同於前述制度結構的更好獨立性。單純擁有工作室並不會分開瑜伽實踐與支配文化，卻讓你有機會在某種程度上獨立於它。

工作室環境的獨立性，也引發了困難，其中像是如何在看起來非商業的情況下販賣**願景**（*vision*），而老師也被期待「出於服務與愛」來教學。這部分導致西方的教師培訓課程劇增，包括瑜伽旅行（yoga retreats）與專門治療程序，促使二次培訓的開發與販售；而瑜伽聯盟（Yoga Alliance）

帶頭的 200 小時教師培訓及 300（近 500）小時的高等培訓發展更是火上加油。當人們建立起「高等（advanced）」證明，一個有「經驗的」老師可能會以每人平均 3000 美金的費用舉辦培訓，這些教師培訓課程多半不需要先決條件，導致大部分申請都會被接受。輔助與高等培訓，以及額外證照、觀摩計畫激增，讓工作室在試圖維持收支平衡上有所喘息。從修習者姓名後方的文字與數字的數量，可看出瑜伽的「程度通貨膨脹（degree inflation）」，而其已無實質意義。該系統取代了需要更長時間的導師制，而導師原本會確保他們的弟子已準備好教學。今日，教師培訓課程經常不太耗時（為了學員與工作室方便），也不太需要與知識深厚的修習者進行持續的深度研究，這導致業界充斥著準備不足的老師，很多人不具備瑜伽實踐的必備技能，或任何該領域的實在知識。就像一位瑜伽老師曾如此談論他們的工作室：「很快地，每個在我這裡的人，都會變成合格的瑜伽老師……然後呢？」瑜伽聯盟認知到這點，並回應提出「評估」其標準，即「主要教師（lead teachers）」需要更高等級專門技能，並拓展分類到「宣導高品質、安全、可接近、公正的瑜伽教學」與培訓（Yoga Alliance 2020）。這些改變是否會解決問題仍有待觀察，畢竟培訓時間縮短的問題仍在，特別是在「拓展內容（expanded content）」的背景下。

相信本德必定會認為，將你的紀律與某個編纂制度歸在一起，會讓成效的增加取決於該組織價值、信念與限制（Yoga Alliance）。瑜伽聯盟於 1999 年設立於美國，並已成長為影響全球瑜伽工作室的組織，瑜伽聯盟並不會驗證老師，個人老師或學校會藉由登記加入，來行銷他們的服務，就像這樣，瑜伽聯盟是瑜伽產業的一部分，也是工作室／健身房商業模式的

一個組成，它也是一個提供參與瑜伽事業資格的專業組織。其會員資格要求是官僚且財務走向的，因瑜伽聯盟並不直接評估或監督老師或計畫者的品質。瑜伽聯盟的會員資格要求較概括性，因為對他們來說，作為「包容社群」更為重要，而非尋求完美的地方。也因此，這個產業無法確保成員的品質，其中卻有許多人跑去訓練下一代的老師，瑜伽聯盟試圖點出這些不足，並提出標準的徹底檢修，以及資格考核過程的修訂。

一些世系、學校並沒有加入瑜伽聯盟，阿斯坦加、艾揚格、畢克藍有他們自己的證照系統，這些系統藉由清晰的監督維持嚴格與詳細，他們不需要註冊瑜伽聯盟（儘管有些老師可能會為了行銷目的而加入），畢竟他們的驗證方式是標準、無爭議的。未受到正統認可的人們發現自己需要瑜伽聯盟幫助他們行銷和提升合法性的形象。而這引起了瑜伽聯盟與一些瑜伽老師之間的敵意。

教師培訓的激增導致教師過剩，並持續對瑜伽作為一門紀律的發展產生深遠影響，這包含教學職位與學生的競爭，學生無能力辨別、檢視或找到有品質的老師，以及有抱負的老師缺乏工具評定瑜伽培訓計畫等。另外一個額外的影響可能在於，瑜伽的高受傷機率，根據 2017 年於《*Science Daily*》發表的一篇研究指出：「瑜伽會導致 10% 的人肌肉骨骼疼痛，並使原先存在的損傷加重 21%……該發現出自首次前瞻性研究，以調查因休閒參與瑜伽而造成的損傷。該損傷率是之前曾調查過的 10 倍」（University of Sydney 2017）。該發現也解釋了瑜伽與其修習者的減少，以及人們對其尊重度降低的原因。

瑜伽對商業模式的套用，使瑜伽工作室改變對來練習的人之觀點，這些人已成為客戶，而非學生。而這個**轉變**是很重大的，老師根據嚴格紀律而教導學生其認為重要的事情時，會有需給客戶**他們**想要的東西之壓力，即客戶已支付入場費，而工作室的存活則取決於能否留住他們。儘管有「社群」支持，工作室之間對客戶的競爭，卻使問題加劇。工作室之間缺乏合作，並缺乏鼓勵探索其他實踐模式或其他家庭工作室之外的老師，這顯然與工作室的存活問題有關，而非學生本身。這同時也限制了紀律與學生進步的發展及活力。生意上的競爭，也使一些提供捐獻或低成本課程的工作室模式誕生，這經常催生出大型班級，但這類大型班級卻難以執行個人或負責任的教學，並將重點放在廣泛且包容的工作室課程上，以維持客戶群基礎。

為何而教學？

為什麼人會想成為老師？如果你已經達到實踐中高等級的經驗與本領，可能會渴望與他人分享累積的知識。曾從老師那裡體驗美好指導、啟發的人，會希望將該知識傳承下去，作為榮耀該遺留物的方式。然而，愈來愈多人用不足的實踐經驗、知識從事培訓計畫、這一點得到了工作室體系的支持，他們推廣教師培訓作為維持財務穩定的方式，並鼓勵客戶保持工作室的會員身分。教師培訓變成一種成為「族群（tribe）」的方式，社群會員則在培訓完成前不固定。新人教師對工作室菁英來說變成新人，而菁英即是他們渴望的地位；對工作室來說，這滿足了持續財務支援的需求，對新人教師來說，則會有更高的地位與歸屬感。

教學也是一種更瞭解紀律的方式，我們常聽人家說：「會教才算懂（you don't really know something until you teach it）」。將瑜伽概念與技巧解構，讓它們變得「可教學（teachable）」，需要嚴謹地驗證對教材的理解，才能清楚表達出來。人會透過教學（及培訓）過程學習的說法，經常被用來鼓勵無經驗的學生接受教師培訓。許多學生表示，他們並不清楚自己是否想教學，但認為教師培訓是一種學習瑜伽的方式，而且是一般工作室課程中達不到的方式。但為什麼除了昂貴的教師培訓之外，他們找不到「更好的（better）」的課程？漸進式或密集課程的不足，迫使學生尋求個人指導或教師培訓。工作室的財務穩定需要客戶投資在這些昂貴的選項，而為了鼓勵此，就可能在常規課程中提供更有限的指導。這顯示出工作室模式的失敗，或只是一種瑜伽商品化的現實——他們是在發展一個瑜伽產業，而非實際的職業。

有些修習者選擇離開有收入卻高壓的工作，轉來接受教師培訓，因為他們期望做一些「有意義」的事情——他們無法在平常日子裡達成的事情。也有人覺得瑜伽教學是一種精神的召喚，許多在自助（self-help）與自我照護（self-care）產業工作的人認為，瑜伽證照／教學對他們的形上學、整體、生活教練（life coach）培訓而言，是一種有用的附加物，並尋求證照來增加資歷。儘管這些意圖值得讚揚，但一個老師的成功實際上來自接受培訓的品質與深度，以及他們套用技能、知識在實踐中的能力。

▊「任何人都可以做瑜伽！」

雖然**大師**在東方比較受人景仰，但教學工作在西方文化也同樣受到尊

重與**競爭**。教師一職曾經是受尊敬與稱羨的工作，但從許多方面來看，今日教師的地位（不只瑜伽）已削弱，教師的權威也備受質疑。在這樣的環境下，要成為一個成功的老師是很具挑戰性的。老師經常被攻擊其能力，好比「不會的人才去教（those who can't do, teach）」就說明了敬意的缺乏，這也意味了教學的人在其指導專業中的失敗。西方的老師被期待傳遞資訊，並應負責讓他們的學生成功學習；而學習失敗的學生大多數不需為此負責，老師被簡化為遞送產品如證書、學位、分數等的媒介。

此外，瑜伽中有個概念為——「任何人都可以做瑜伽（anyone can do yoga）」。儘管該思想意圖為鼓勵每個人實踐，並強調瑜伽作為肉體事務的個人本質；卻導致在許多情況下，養成學生「本身就很完美了」，所以不需要更正的信念，而他們需要的其實是近似「訓練（coaching）」或單純的鼓勵，而若學生在個人表達上已完美，那麼老師有什麼權利更正？西方更大的運動也助長該思想，該運動被認為是「無批判文化信念（no judgment culture credo）」，意指「批判」已與無知或偏見無異。更正被視為不願意接受學生在實踐中以「不同的」方式「正確地」表達自我，也等同是一種對他人品頭論足的態度。

這方面的**觀點**在於，肉體實踐的每種表達都是獨特的，且依據老師理論、方法、技巧的**標準**反而提供了一種批判基礎。本質上，你有很多「正確的（right）」方法去執行瑜伽實踐，而其中也有一些是錯誤的，例如，學生經常問：「我手臂不擺這，擺這會有影響嗎？」而答案總是：「會」，所有事情都會有所影響。你必須區分出在實驗中的系統情境中，哪些變化是**不**

可行的，譬如，在一些呼吸與移動理論中，假設呼吸被認為是移動的基礎，則踢腳倒立是不正確的，這不代表你不能透過踢腳跳起來，而是它違反了理論的前提，以及與其一致的方法及技巧。但老師該如何表達，才能讓批評（critique）聽起來像是一種看法（judgement）？老師會以理論、方法的觀點解析其更正內容，並提供清晰且持續的改善路線。

▌每個人都是老師

如果任何人都可以做瑜伽，那麼何不每個人都來接受教學培訓？在許多情況下，不論經驗、技能、知識、能力等，每個人都可以做到。初學者可能會被告知，他們可以成為「很棒的老師」，以及上教師培訓課是一種學習瑜伽很棒的方式。然而，認為培訓可以當作學習瑜伽的方法，其實是忽略了學習瑜伽跟教導瑜伽，兩者實為不同的技巧跟事務。

▌你需要的是愛

有抱負的瑜伽老師可能會被告知，你不能學習如何教學（即技能是天生的），相反地，而是被鼓勵「喜愛（love）瑜伽」，這也成了培訓的主要目標。該說法認為，你對瑜伽的愛，會產生對於教學的熱情（儘管可能缺乏該領域的技能）。那麼「愛」瑜伽與擁有良好意圖是否足夠？還有，這種愛是什麼？它代表對這個領域的深度興趣嗎？還是瑜伽會帶你快樂（承諾的狂喜）？或，它只是一種著迷，即當一般有新發現時，會有的強烈體驗？如果你要實際愛一樣事物，需要去瞭解它嗎？如果熱情足夠，該如何

維持？維持熱情需要奉獻跟紀律嗎？

維持教學天職

你要如何維持你對瑜伽的熱情，而你該做什麼，才能在熱情不可避免地衰退與流逝時，繼續「維持」呢？日復一日的教學並不會被熱情的瞬間填滿，更可能是透過反覆（repetition）裝填。持續強力、個人的實踐是很重要的，即你必須找出時間進行個人探索、研究、進步，來啟發教學。這個過程可能很具挑戰性，因為頻繁教課會令人感到疲勞，也缺乏時間來讓自己精進。為此，如果老師不想讓自己倦怠，就應該謹慎地安排行程。學生會希望老師教多一點，或為了他們安排課程，但老師應該要記得，教學始於自己足夠的準備與支援。找不到時間跟方法，會讓人不容易維持教學的卓越與享受程度。

看到學生進步，會讓你感到滿足並充滿力量。許多修習者會開始教學，並因從看到他人成功達到目標感受到的正面感覺而持續；而喜愛解決問題的傾向會與其相輔相成（不管是老師還是學生的問題），畢竟你可以將每個挑戰視為待解的謎題。解決問題的觀點，可幫助你持續教學與個人探索。你可能會在教學時分析自我實踐，並同時將結果拿來啟發或維持興趣；最後，也有老師是為了賺錢而從事這份職業，那麼若成功了，勢必能維持他們的興趣。

▌為什麼人們停止教學？

人會離開教學崗位有各式各樣的理由。老師可能會在「難以吸引學生來課堂」時感到灰心，特別是當工作室鼓勵教學配額或支付老師佣金，或教學收入無法持續時；缺乏靈感、倦怠或受傷等，也是離開教學一職常見的原因。若老師開設工作室，他們應該會發現行政上的責任讓他們沒時間教學、實踐，或甚至執行其他個人義務。有其他工作補貼瑜伽老師一職的人，可能會苦於維持兩份工作必須投入的時間跟努力，導致最後選擇放棄教學。最後，也有些人純粹是因為「感覺不到快樂」而停止教學。

「啟發」跟「興趣」最終都源自老師，任何一種狀況都有可能。小班級可以練習教學技能，儘管這可能讓你缺乏財務獎勵的動機，或在大班能感受到的能量刺激；但透過小班級，你能有更多時間觀察、矯正學生，並創造比大班級更深入的學習經驗。老師也可以利用小班級來磨練自己在個人或小團體的教學技能；在這裡，指導的重點在於適應在場學生的需求。老師應該要認知到良好的教學並不依靠誰，或有多少學生參與他們的課程，他們會被自己個人盡善盡美的渴望所啟發，且他們的能力會有創意地適應任何教學情況。

時間管理有其挑戰性。潛在的擁有者往往沒有考慮到工作室擁有者面臨的需求，而且你必須清楚認知到，它是一份消耗時間的工作，而不只是充滿愛的勞動。同樣地，教學在與學生共度的時間之外，還需要花費數小時計畫跟實踐，過多課程則可能會吃掉必須花在計畫、發展上的時間，這

會導致重複教學，讓學生覺得無聊，甚至導致幻滅。在老師讓教學變得有意義之前，必須先誠實認知到自己可做到的事情，以及可犧牲的事物（家人、關係、專業發展、其他職業責任）。

老師、修習者、學生有何不同？

教學、實踐、學習並不是同樣的東西，它們需要不同技能的個別經驗，且優先順序十分不同。對於學習挑戰的熟悉度，以及**擁有自己的紀律實踐**，都是好**老師**必備的特質，老師對於學生的同理心也都來自於這些經驗。**學生**會被一系列的技巧引導，這樣才能有稱之為「瑜伽」（實踐經驗）的更大綜合經驗，他們觀察老師跟自己，以及課堂上的其他人，接著透過收集到的資訊實驗。藉由該過程，他們發現如何適當地以**修習者**運作，就像我們在第三章提到的，最好的老師懂得以學生容易接受、處理的方式呈現資訊。而「學習」是學生掌管的範圍，每個學生都會根據許多因素（例如理解程度、精煉渴望、聆聽能力、專注的強烈度）而以不同方式聆聽與整合資訊。修習者已透過研究必要的技巧跟方法，來讓「瑜伽」經驗成為他們自己的。老師教，修習者做，學生學。

▎教學經驗

相較學生或修習者，老師其實位於「現在（here and now）」經驗之外。老師必須觀察與分析，練習者投入該經驗，而該動作並非反射、也非投射。觀察需要分離，老師則會注意學生細微的表現，以進行評估。該觀察包括

學生物理移動的順暢度、穩定、靜止與其他物理整體狀態的展現，其分析考慮學生的潛力（當下與未來），以及參考老師自己的實踐經驗。這樣的距離讓瑜伽「教學」不同於「做」瑜伽，其中修習者的經驗來自於**流動**狀態，而該流動狀態是在透過自己的分析與觀察而增加的綜合細節中找到。

老師應該要有能力清楚展示、溝通指導物理移動與呼吸；當必要時，老師也必須傳遞清晰且有效的批評與更正，並擁有各種教學方法，以配合不同的學生；老師也得管理時間，這樣才能適當地安排、執行有效的課程指示。分析需要多種觀點，老師會就學生的能力，將對瑜伽的知識互相參照，透過觀察，老師可磨練他們「看」的能力。分析與觀察的能力是緊密結合的，因為老師必須「知道」他們想從學生身上觀察到什麼，「看到」實際發生的事情，並「理解」如何讓學生前往這些目標，最後，老師透過自己的成就、知識與奉獻，而具備驅動、啟發學生發展至修習者的能力。

技巧與自我發展

實踐瑜伽所需的一系列技能，是教學的必備基礎，但這並不夠——老師必須發展並磨練許多額外的技能。「實踐」是一種需要沉思的個人經驗，「教學」則同時是「向內反映」與「往外觀察」的經驗。老師所需的這種雙重眼光（dual vision），除了需要敏銳的觀察力、分析技能外，還有同理心的發展。發展同理心是一個困難的過程，因為它需要你實際去「感覺」他人的經驗，而這與同情或憐憫不同；同情只需要從理智上去理解其他人經歷的事情，憐憫則是關心的能力。為了同理他人，你必須面對自己的物理、

心理限制，這也是為何老師需規律地將自己置於具挑戰性的實踐中的原因之一，這些實踐的風險高，而且結果不明確。受傷或其他操勞過度的狀況，也可能是同理心的來源（儘管並非渴望），因為該狀況讓學生面對身體鑑賞的挑戰。你也必須理解，在實踐中表現突出的人之困難，他們的困境可能是廣泛且鮮少被認知的，他們也可能缺乏能力去「感覺」過度伸展，或關節失去必要的穩定性。彈性利用（Valourising flexibility）可能使人忽略實際的挑戰，這會導致缺乏進展或受傷。

「專業知識」必須是教學的先決條件，有太多例子是教學的志向來自於「渴望歸屬感」或「被仰慕」，而非對自己的知識有信心。缺乏專業知識會使老師在界限上做出錯誤決定（例如與學生之間的關係界限模糊、需要被學生喜愛、建構學生渴望的課程而非教學上重要的內容），或是強迫學生進入過度要求的排序（要求學生做不適合的事情，好比 50 個鱷魚式〔chaturangas〕）。若老師做不到他們要求學生做的事情，可能就不會意識到這會造成受傷或其為非必要的。這種不安全感會讓老師更需要仰慕，會要求格外嚴格，以證明自己的本領。有能力的老師會傳達來自深度理解的微妙感，他們知道看似簡單的事情往往非常困難，而且「華而不實（flashy）」的姿勢並不一定代表瑜珈技巧的必要展現。

教學需要一些特定能力。老師會瞭解身體在靜止、移動中的運作，以及實踐的物理、智慧、情緒上需求。老師必須增加、維持、重新建立專注，這樣才能傳達這些技巧的目的；老師也需有純熟實踐，其中涉及整合意圖與執行的能力；老師也需是一名自學者（autodidact），以發現自己的問題，

而老師的問題與興趣會提供探索的基礎。當你自己練習時，會學習到掌握時機的能力（timing），好比是否需要相反姿勢，或興趣可以維持多久等。透過獨特的個人探索，老師可為學生制定問題，在測試學生前，你必須先於自己身上執行實踐。所有老師應將「教學」放在首要位置。而必須點出的是，這是瑜伽的商業模式對教學專業造成的影響，為了獲得更多學生而競爭或努力，可能可以幫助工作室，但那並非教學，渴望讚美與增加個人收入也不是教學。今日，人們經常將教學當作增加瑜伽「社群」地位的方式（並非他們教導瑜伽……而是因為他們是瑜伽老師）。若老師將個人考量置於教學之上，就等於辜負了他們的學生。教學涉及誠實、自由地提供資訊，以達到清晰的溝通與指導。老師之所以鼓舞人心，是在於他們讓自己名符其實，而非渴望如此。當老師有方法表達教授主題的專業知識時，就能同時有說服力也令人信服。有些老師會利用他們在物理實踐的成就表達權威，但這只有在他們可將自己個人的實踐技能轉成（translate）教育方法後才有效。諷刺的是，老師經常最擅長於教授他們覺得最困難的部分，這大概是因為他們必須解構姿勢或移動，才能自行學習。

「幽默」是種有用的工具，當評論被接受時，幽默就會發揮作用，因為它只有在呈現精煉後才能有所發揮。幽默與嚴肅不相排斥，嚴肅或具挑戰的想法還可透過「幽默」變得更能讓人接受，而一個極其嚴肅的老師可能會顯得過度補償。幽默可讓人解除敵意，也可以用來向挑戰老師權威的學生表達觀點；幽默還可以打破特別困難課程中的緊張感，且表現出該老師的熟練程度，並有足夠自信開玩笑。

排序策略

「排序」也是另一個老師尋求精煉的技能。排序有很多種不互斥的選項，且可在不同情況下、以不同目的應用。你在建構中做出的抉擇，不該毫無目的。缺乏信心經常會使老師從他人那裡複製排序，儘管從他處尋找觀點是有價值的，但這些點子應該來自老師在創意過程的啟發，而非自己教學的模板。新人教師可能會錯誤地認為，模仿他人的成果，某種程度上可神奇地建構出自己獨特的課程；但若過度依靠這種模仿行為，只會扼殺老師的能力。老師可能希望排序中有「聰明的」花招與各式大量姿勢，而非將重點放在微小局部、深入探索。多樣化看起來是個排解無聊的方式，但「深度探索」可讓學生專注並更加確保學習到位。只要讓他們融入，並給予成就感，很少會有學生感到無趣。

許多老師會在正統方法情境中利用**設立排序**（*set sequences*），它們在其中已被「最佳化」，以使瑜伽實踐最大化；他們也會在開放系統利用，並以各種理由使用。設立排序可協助精煉與純熟，因為常規的修習者已經知道排序，且能專注在經驗上的細節。例如，阿斯坦加流動瑜伽在許多組合系列中，讓療癒到奉獻的過程以相稱比例進展，而這被嵌入於開始與結尾的排序之中；畢克藍瑜伽的設計，則是在兩個系列中從療癒發展到最終健身；施化難陀姿勢實踐為健康的「正確運動（right exercise）」，其被認為是正確生活的必要部分；三維秘舞瑜伽則是用不同表演等級創造了設立排序，並於困難中發展。

排序也可按**迷你流動瑜伽選單**（*mini-vinyasa menu*）來建構，這可使其在建構的哲學框架中發揮創意，即老師安排的迷你排序選單，以提供許多實踐選項（好比吉瓦木克堤瑜伽〔Jivamukti Yoga〕與希瓦‧瑞亞〔Shiva Rea〕的生命能量瑜伽〔Prana Vinyasa〕）。迷你排序可透過更大排序規則設定中的功能或位置來分類。

課程也可以藉排序來建立**精煉姿勢**（*master posture*）。精煉姿勢可以是一種具挑戰性的姿勢，或是許多教學重點元素核心的頂點。姿勢前的移動排序，可當作是一種準備運動，這強調出精煉姿勢與其之前的姿勢及移動之間的關係。這項策略鼓勵學生理解前往目標的進展過程，透過專注在小、又可達到的步驟，該進展可讓將姿勢視為「遙不可及（out of reach）」的學生拓展可能性。所有良好的課程都有該組成，但這個排序策略的核心在於一致發展。

排序還有許多其他策略。其中一個是專注在**學習重點**（*a point of learning*〔根據課程等級，這部分可能較細微或大略〕）。呼吸、正位、身體部位、專注、冥想品質、功能（好比消化、睡眠、活力、基礎、**體質能量**與**層鞘**）等都是學習重點的例子。**重複**也是一種，並可能有變化或無變化，且它有機會讓儀式經驗更完整，這透過在不同情境中重複表現一個姿勢（或相關的姿勢系列）來打破障礙（恐懼、物理或心理抗拒、執行複雜度）。學生透過一個「分層的經驗（layered experience）」，得以發現更深入方法的姿勢；最後，**熱身／放鬆**（運動模式）策略則提供類似於健身文化中的經驗。

在好的排序中，老師會幫助學生培養對內在狀態及周圍世界狀態的認知與協調，這可讓他們開始欣賞改變的持續與必然性。排序應強調出過程的重要性，其中，**體位法**與**流動瑜伽**會成為體驗工具，而非目標本身。

投資學生

老師應該要很清楚，為什麼使用的技巧可以滿足教學目標。有些人可能會選擇以解剖學或心理學的方式來表達這些目標，也有人會以藝術或表達用語陳述，甚至有人會提出心理或精神上的原因。當他們能傳達出令人信服的基本原理，告知學生如何透過直接經驗獲取被視為「好」的事物時，是最有說服力的時候。不管你給了什麼談話、展示、直接輔助，學生都必須在之後自行發現自己已往獲取該直接經驗的路上更進一步。教導瑜伽並不是為了「修正他人（to fix people）」，一個好的老師會鼓勵學生透過在實踐或之外的地方處理相關挑戰，來發現自己的動力。然而，學生會傾向從希望取悅的老師那裡得到更好的結果，而他們相信這些老師「關心」他們與他們的發展。如果學生認為老師在乎他們，你就比較可以要求他們做更困難的挑戰，因為老師投資精力在學生身上，他們也會因此感受到對老師的義務。

理解社群

最近很多出版物鑒於現代科學、數十年跨文化解析／實踐所得來的知識，探討了現代瑜伽的演化，以及瑜伽志向的重新詮釋。莎拉・史特勞斯

（Sarah Strauss）的《*Positioning Yoga*》、安德烈亞·賈恩（Andrea Jain）的《*Selling Yoga*》、西奧多拉·維爾德克羅夫特（Theodora Wildcroft）的《「後世系瑜伽」的權利與實踐關係模式》（*Patterns of Authority and Practice Relationships in 'Post-Lineage Yoga'*）討論了瑜伽對現代修習者的意義，並提供了人類學家從主位（emic）觀點的發現——從實踐社群內部理解瑜伽。**實踐社群（*community of practice*）**很有趣，因其不只簡單地描述了現代瑜伽語言的瑜伽修習者，也意指社群的學術分析，以及知識轉移的方式。實踐社群由珍·拉夫（Jean Lave）、愛丁納·溫格（Etienne Wenger）（1991）所創，代表一群人「共享對某事的關注或熱情，且在規律互動下能學習如何做得更好」（Wenger-Traynor 2015）。[8] 就像拉夫、溫格提到的，實踐社群可在成員普遍的興趣下自然演化，或可透過增長知識的目標刻意創造出來。它可能會位於一個工作室，但毋須位於同一地點，在該情況下會形成一個「虛擬實踐社群」，就像「全球瑜伽社群」或「艾揚格社群」等。我們可藉此理解維爾德克羅夫特的後世系瑜伽進化論，它是一種由渴望瑜伽進步，並超越現代世系限制的紀律所建構出來的社群。[9] 透過這些概念，你才能理解瑜伽哲學與肉體實踐的演化潛力，畢竟在實踐社群中，修習者會分享意見並學習技能，而理解並談論瑜伽變成一種普遍的興趣。這些社群將知識轉型並傳遞，同時使理解自身實踐的獨特方式進化，有時甚至獨立於正式的老師。

社群與商品化的挑戰

所謂「社群」（虛擬或其他）的挑戰，是指它同時是釋放也是阻礙。它

之所以是釋放，是因為它較少與世系的支配連結在一起（較少直接監督）；而它之所以也是阻礙，是因為它與一群在瑜伽方面經驗和能力不均的個體之間常常未明言且無效率的共識有關。在這點上，它會隸屬於當地團體／社群，而且也認知到更大虛擬社群的道德與價值觀。當老師發現自己意見與兩者不一致時，挑戰就會找上門來。他們會讓教學內容服從更大共識的限制，還是找到策略以協商改變？

就商品化而言，精神如何定價？能負擔瑜伽課程的能力，是否可引導至更偉大的精神洞察？特別是在你的精神並未與物質性連結時？這類洞察是否被產業假定為奢侈品，並行銷給那些可體驗「成功美好人生」的人？產業可給予的鼓勵有哪些？是對「自己」更深的理解、更有意義與成功的生活、進步的健康與人生，還是加強道德的識別能力？這些對瑜伽老師、修習者、工作室而言，是否為實際志向？還是作為商品，瑜伽其實是販賣無法真實傳遞的崇高理想？在無強力哲學的根基下，姿勢瑜伽如何被形塑來解決這些事情，仍是問題所在。老師對大多數學生而言，就是個典範，並負責引導他們往目標前進。（個人實踐未成熟的）老師機械般重複老套的哲學，以及與物理實踐的相關性，是因為他們缺乏必要經驗與知識，以清晰表達、溝通自己透過物理瑜伽追求的綜合理想。如果瑜伽是為了傳遞更好的精神洞察，那麼目前認可老師的證照標準就需要重新驗證。學生需要投資的是時間、紀律，而不是單純的財務媒介與渴望成功。

老師的責任，使人敬畏也畏懼。瑜伽老師必須照顧手上的學生，他會帶領他們進入一段良好的瑜伽課程，這個課程可能具挑戰性，有時也令人

害怕，而現實勢必會改變經驗，且該經驗可能會以過程中的挫折、失誤為特徵。透過該過程，學生會變得脆弱且易受影響，老師的責任在於確保提供學生安全、誠實的指導。若老師為了利益操控學生，即使看起來有益，他們的教學內容也會受到質疑。如果學生本身的興趣被置於老師的興趣之下，不管是財務上、個人、專業上，都不會是好的教學。學生到修習者再到老師之間，並沒有一個清晰的進程，因此若希望藉教師培訓開始你的職涯，應該要慎重考慮。接受教師培訓不應該是學習瑜伽基礎、與社群連結、制定賺錢藍圖、增加個人名氣或自尊等其他過程，你應該要擁有輔助學生個人探索的熱情。未來的老師應已經歷修習者階段，並對自己的瑜伽研究負責任，而且已透過獨特的個人探索，綜合了自己心靈導師的教學方式。「喜愛瑜伽」並無法傳授教學技能，這個能力需透過奉獻研究、自我反映，以及理解教學與行動（doing）的不同來獲得（包括其他技能）。「不會的人才去教」這句話既不尊重人，也並不正確。要當一名老師，你必須超越行動，而這必須藉由深度經驗與紀律的深思熟慮奉獻，才能達到。

注釋

1. 美國印度教基金會（Hindu American Foundation）是美國非營利組織，其倡導「以印度教規（Hindu Dharma）為基礎的事物，並為印度教徒的福祉與所有人更好的利益而服務」。他們長期呼籲全球化瑜伽真實性的缺乏，並認為印度教之外的修習者並非真實的，且挪用印度文化（https://www.hinduamerican.org/about；2020年4月20日閱讀瀏覽）。

2. 國際瑜伽療癒師協會（International Association of Yoga Therapists，IAYT）及瑜伽療癒與研究協會（Society for Yoga Therapy and Research，SYTAR），這些組織握有「瑜伽治療師一詞的所有權」，且不允許瑜伽聯盟的成員廣告自己是瑜伽治療

師，即使成員實際上屬於該組織的一員亦同。治療師只有在該治療組織中才能以此宣傳。

3. 匿名者 Q（QAnon）、反疫苗接種（Anti-Vaxxers）、反 5G（Anti-5G）等。

4. 作者在嘗試於其大學課程中申請瑜伽的大學跨學科課程批准時遇到該情形。儘管存在爭議，且已提交教學大綱證明，但評估人員認為該課為「體育課（gym class）」，應不強求執行參加，因此該課程最終未獲批准。

5. 許多研究顯示「飲食障礙」與瑜伽有高度相關，特別是在阿斯坦加的社群裡（Cook-Cottone 2017; Domingues and Carmo 2019; and Herranz Valera, Acuña Ruiz, Romero Valdespino, et.al., 2014）。

6. 這些信念包括親社會正義（pro-social justice）、反殖民、反文化挪用、反性騷擾和性剝削、純素主義／素食主義（皆為次文化）。

7. 相對容易取得的彈性與力量，代表原先覺得自己不可能做到的人，可以做得到至今為止不尋常或體操型態的物理平衡。

8. 該主題最完整的成果為 Etienne（1999）。

9. 維爾德克羅夫特將「後世系瑜伽」定義為：「後世系並不代表反世系。它可能是商業或傳統的，也可能是激進或新自由主義的，但它很少過於限制或品牌化。它只是讓決定『好的瑜伽實踐』的權力，從先前掌控者的實質力量上轉移到老師的小群團體。因此該詞用途可能更廣泛。」（Wildcroft 2018b）

附錄 4：反映與實驗

教師培訓取代了過去會發生在課堂或導師制的該類指導，它目前也是瑜伽教育（不只是學習如何成為一名老師）普遍出現的地方。到處都是教師培訓，卻品質不一。任何人都可以成為瑜伽老師，培訓也不費力、持續，使消費者難以找到其中差異。有抱負的瑜伽修習者被迫在沒有清晰標準洞察的情況下，找尋好老師跟培訓。請考慮好的教學需要什麼，以及在瑜伽廣受歡迎的情境下教授瑜伽的現實。你是否深入瞭解瑜伽紀律？並有與學生溝通該知識的能力？

4-1 你是否有擔任老師的潛力？

如果教規（*dharma*）的定義為「你在生活中最適合做的事」，那麼你是否適合當一名瑜伽老師（它是否在你的教規中）？為了回答這個問題，你需要什麼樣的自覺？你是否有能力分析與溝通你對身體與思維複雜過程的理解？你對評判學生是否感

到自在？你是否有能力看到他人的潛力，並幫助他們發展該潛力？

你會在教師培訓中找什麼來增加你的能力，並處理你的弱點？好比跟學識淵博的老師一起學習，或有足夠時間處理並有效率地學習教材，或在學習時有機會教學，或花更多時間在教學方法上而非基礎瑜伽技能，或對正統方法深入研究，或以折衷的方式綜覽瑜伽傳統？

4-2 做出犧牲

投入教學需要犧牲，其中一個即是個人實踐的時間。當你要發展個人與教學實踐時，可能必須犧牲掉建立自己事業的想法，以及你總是跟隨的瑜伽風格。趨勢與商業考量會讓你在教學上產生壓力，致使你不一定能在過程中感到滿足。

如果你選擇教學，該如何找到需要奉獻個人實踐的時間？你是否願意拋棄你本身感覺自在的瑜伽風格，或是你自己身為老師的想法？你願意教授什麼，來增加名氣或財務上的成功？如果沒有金錢收入，你是否仍願意教導瑜伽？

4-3 發展日常

說到實踐，你是想**完成它**還是**等待執行它**？為了你個人的進步，將實踐變為日常是必要的，這同時也是教學實驗想法的來源。日常（routine）代表的即是有些事情永遠不會完成，而且必須一再重複。你可以把日常想成是「時間的奉獻（a dedication of time）」，但若你想成「重複的技能應用（實踐）」，或許會更有生產力。你可將以下這些技能套用在日常情境中。

你可以在任何地方使用觀察技能，好比使用意圖、重點、執行的直接態度，去煮飯、切菜，或將材料放進煮的容器中。若你在工作崗位上多坐了一段時間，可以將物理經驗當作是輔助工作成功的姿勢。請不露痕跡地觀察你的家人、朋友、同事的身體，他們的關節跟肌肉有什麼變化？你也可以在看電視時研究陌生人的身體；走去商店也可以是一個練習**勝利呼吸法**，以及它與移動、腳部動作精確性之間關係的機會。這些活動都是在墊子上的時間之外，可將實踐中使用的技能與教學放進日常的方法。

4-4 協調

協調（attunement）是適應你的觀眾的一種過程。你的教學環境會形塑你的呈現跟教材，而每個場地都會吸引不同期待的不同客戶。你的教學會如何被瑜伽工作室、健身房、健身俱樂部、教堂地下室、室外空間、聚會所、社區中心／圖書館、醫院、監獄、學校、日間護理等情境所影響？你會避開什麼環境？為什麼？這些環境會為你的教學帶來什麼協調機會？

4-5 文本與經驗

文本教材的教學價值為何？是科學、詩意，還是哲學性的？文本（特別是古代的）被假設為對傳統瑜伽持有偉大權威，你會如何把文本教材融入你的教學？你在教文本之前，你必須對文本瞭解多少？你是否有自己的一套方法來評估文本教材，或是你會依賴其他人的解釋？文字訊息和從經驗中獲得的知識，該如何交織在一起？你會如何在你的瑜伽實踐與教學中測試文本論述？

參考文獻

- Agnew, Robert and Timothy Brezina. "Strain theories." *The SAGE handbook of criminological theory*, edited by Eugene McLaughlin and Tim Newburn, 96-113. Los Angeles: Sage, 2010.

- Bender, Courtney. *The new metaphysicals: spirituality and the American religious imagination*. Chicago: University of Chicago Press, 2010.

- Cook-Cottone, Catherine. "Yoga communities and eating disorders: creating safe space for positive embodiment." *Journal of The International Association of Yoga Therapists* vol. 27 issue 1（2017）: 87-93.

- Curtis, Lindsay. "Lesbian body positivity: a yoga expert shares her tips for staying healthy."

Go Mag, 4 October, 2018. http://gomag.com/article/lesbian-body-positivity-a-yoga-expert-shares-her-tips-for-staying-healthy. Accessed 22 August, 2020.

- Dark, Kimberly. "Here's looking at you: yoga, fat & fitness." *Decolonizing Yoga*, 6 March, 2014. https://decolonizingyoga.com/heres-looking-at-you-yoga-fat-fitness. Accessed 22 August, 2020.

- Domingues, R.B. and C. Carmo. "Disordered eating behaviours and correlates in yoga practitioners: a systematic review." *Eat Weight Disord* 24, 1015-1024（2019）. https://doi.org/10.1007/s40519-019-00692-x. Accessed 2 January, 2021.

- Fouce, Paula, Director. *Naked in Ashes*. 2005. Paradise Filmworks International.

- Herranz Valera, J., P. Acuña Ruiz, B. Romero Valdespino, et al. "Prevalence of orthorexia nervosa among ashtanga yoga practitioners: a pilot study." *Eat Weight Disord* 19,（2014）: 469-472. https://doi.org/10.1007/s40519-014-0131-6. Accessed 2 January,

2021.

· Jain, Andrea R. *Selling yoga: from counterculture to pop culture*. Oxford: Oxford University Press, 2015.

· Khoshaba, Deborah. "Take a stand for yoga today: yoga's positive benefits for mental health and well-being", *Psychology Today*（online）, 2013. http://www. psychologytoday.com/us/blog/get-hardy/201305/take-stand-yogatoday#:~:text =Yoga%20and% 20Mental%20Health,and%20centers%20the%20nervous %20system. Accessed 20 August, 2020.

· Lave, Jean and Etienne Wenger. *Situated learning: legitimate peripheral participation*. Cambridge: Cambridge University Press, 1991.

· Lawson, Jill. "Yoga in America: where bowing to god is not religious." *Huffington Post*, 8 November, 2013. http://www.huffpost.com/entry/yoga-and-religion_b_4230240. Accessed 22 August, 2020.

· Strauss, Sarah. *Positioning yoga*. London: Routledge, 2004.

· University of Sydney. "Yoga more risky for causing musculoskeletal pain than you might think: injury rate up to 10 times higher than previously reported." *ScienceDaily*, 27 June, 2017. Accessed 20 August 2020. http://www.sciencedaily.com/ releases/2017/06/170627105433.htm.

· Wayne, Luke. "Hinduism and morality." *CARM*, 9 March, 2017. Accessed 19 June, 2021. https://carm.org/hinduism/hinduism-and-morality.

· Wenger, Etienne. *Communities of practice*. Cambridge: Cambridge University Press, 1999.

· Wenger-Trayner, Etienne and Beverly. *A brief introduction to communities of practice*. 15 April, 2015. Accessed 16 August, 2020. https://wenger-trayner.com/wp-content/ uploads/2015/04/07-Brief-introduction-to-communities-of-practice.pdf.

· Wildcroft, Theodora. "Patterns of authority and practice relationships in post-lineage yoga" PhD thesis, London: The Open University, 2018a.

· Wildcroft, Theodora. "Post-lineage yoga." Blog post yoga and thought from Theo Wildcroft, 20 April, 2018b. Accessed 19 June, 2021. http://www.wildyoga.co.uk/ 2018/ 04/post-lineage-yoga.

· Yoga Alliance website. "Our standards." Lasted updated 16 December, 2020. Accessed 22 December, 2020. http://www.yogaalliance.org/Our_Standards.

5

有效的瑜伽老師：

找到你的聲音

你的教學聲音

要討論聲音，就需要從「釐清術語」開始，好比人物誌（persona）、演說（speech）、聲音（voice）各代表什麼意義？**人物誌**是透過你自己的各部分組成的個性表達，它是一種自我呈現，且針對特定情境，同時也能改變。**演說**則是被說出來的內容。那麼**聲音**代表什麼？它有多種白話意涵，好比演說的音量、話語被說出口的媒介，以及喊叫、歌唱表達的方式。但它也會被用來代表團體或個人的獨特觀點，像是「女性的聲音（women's voices）」，或是一個作者的聲音。發聲（To vent one's voice）則代表表達先前被否決的自己的力量。本章會廣泛使用「聲音」，意指老師的觀點表達，而這會涵蓋物理與口語呈現的範圍。聲音可能未經萃取，並需透過發現的過程來釐清，接著這個聲音會被打造來表達你的人物誌。很多事情都可能脫離老師的掌控，但如何呈現及選擇呈現的方式，都是他們的責任。潛藏的訊息（meta-message）會透過老師呈現的各種層面而被解析，因此他們會管理並維持真正的聲音，並察知其影響。

個人與公眾

老師會根據他們適合教學的各層面來創造人物誌，而這個呈現是被創造的，但與其個人生活分離。為了釐清角色與維持界限，保持私人自我（private self）十分重要（見第六章），這類釐清可以幫助你確保適當的溝通。身分包含許多個人資訊，像是性別、婚姻狀況、身體病痛、種族、宗教信仰等，這些跟你的教學人物誌有多大關聯？或者反過來說，這對讓你成為一

個更「中立媒介（neutral instrument）」的老師有什麼助益？要誠實，並不代表需要將所有自己的事情告訴大家。以一個身分的標誌去引導，即便本身就很明顯（好比性別），也有可能在無該意圖的情況下疏遠學生，除非該身分對你的教學來說是重要的（好比產前瑜伽）。身分呈現可能會限制他人對老師的理解，而且被視為賦予該團體一部分人特權。同樣地，老師的個人關係也可能會讓人覺得優待特定個人，不管多一般，最好都能將個人關係排除在教學情境之外。其中一個顯著的例子，就是與學生調情的行為，這實際上侵犯了界限，而且對人物誌來說，是一種不適當的親密描繪。

受苦與救贖的個人故事，可能在關乎學生困難時有用，但它對老師而言是否是合適的方法？訴說這些故事的後果為何？你必須誠實考慮分享個人故事背後的意圖，即它是否其實與教學之外的事物有關？（老師可能尋求獲得敬重、主張未獲證實的實踐成效，或甚至是博取同情，而非為了教育目的。）但「個人故事」的確能以正面的方式使用，它可以為課程設定主題，並展示出教學重點，抑或創造輕鬆的時刻，以促進教學，而非成為眾所矚目的焦點。

在工作室裡，老師不需要展現他們在瑜伽之外的狀態，除非與指導相關。好比說，如果你是一個哲學博士，即使你充分擁有該資格，也不需要將其當作廣告瑜伽課程的素材，儘管它會與你其他經驗的顯著層面一同展現你的「聲音」。去頌揚身分資格會反映出你對自尊或證明的需求，這並非人物誌中需要彰顯的部分。老師若主張用社交上的「酷（cool）」去作為傳達狀態的方式，而非重視教學上的資訊品質，也可能有被揭露為名不

符實的風險。雷鬼頭、刺青、馬拉念珠、象徵性的珠寶等，已成為瑜伽老師部分刻板印象的衣裝，但這些展現可能反而隱藏人物誌更複雜、卻對教學更有幫助的面向。老師在選擇展露（與隱藏）合適資訊時需小心謹慎，但也不需要為了過度展現自己是一名「瑜伽老師」而深受壓力。[1]

你的道德信念應該在教學中產生多大作用？這將會是每一個老師必須回答自己的問題。如果老師是一名素食主義者，且強烈認同該主義帶來的道德影響，他是否應該將此融入瑜伽課程的教學？若是，他該如何傳遞這些訊息？在意識到文化敏感度（cultural sensitivity）的情況下，你有多少權利將重視的文化實踐（好比飲食方式）放進課程指導當中？這些都是需要反思的複雜問題，且如果傳遞了，該資訊也應該在理解道德真實為相對的、道德實踐具細微差別的情況下被執行。

物理方面，瑜伽老師會接觸到各種型態、尺寸、質地、顏色，且伴隨不同移動方式的身體。這些身體有氣味、顯著標記，且會隨文化上偏好或規定的各種方式改變。然而最終，這些都只是身體，且被視為平等。儘管有些對身體的反映可能讓老師覺得不舒服（好比吸引力、排斥或困惑），你必須在指導或更正學生之前，先處理這種不安。老師必須尊重他們指導的身體，並同時認知到轉型的潛力。當攀岩者接近山時，他們可能會體驗到恐懼跟敬畏的感覺，而當他們在攀登時，必須專注在每一個握點，且不能因未知的整體風景而分心。而老師在接近學生身體時，只能處理他們需要的事物，以協助或矯正。他們小心維持彼此之間以及參與身體的隱私。

自我研究與個人實踐

自我研究（Self-study）可協助建立教學人物誌的內省與反映，它不是一個任務，而是一種持續的過程。當你在行動時，可能會產生**內省**（*introspection*），而**反映**（*reflection*）則是回顧（retrospection）的過程。你會藉由自己的想法進行表達與推測，並演練各種版本的自己。之後，你可能會跟親密好友與同事分享這些規畫，當作是測試想法的方式。如果你不能在相對安全的環境下令人信服地分享這些想法，在學生面前可能會產生更多問題。老師面對學生的能力，可透過經驗與該知識辨別（intellectual discrimination）來發展。

老師會尋求廣大範圍的瑜伽經驗，這樣他們才能對學生與其苦難產生共鳴。「同理心」是一種依據個人經驗的情緒理解，否則很難獲取。相反地，「**同情心**」可讓老師透過一點熟悉度與推測，去「想像」學生的經驗；但當老師擁有的是「**同理心**」時，他們可以「感覺」到該體驗，他們知道學生需要花費多大力氣克服挑戰，以及該苦難的後果。「**憐憫**」則來自產生共鳴（empathise）的能力，它需要做必要的事，即使會讓他人感到不舒服，或顯得無情。而對某人感到抱歉不等同於憐憫，作為一名老師，覺得某人可憐是不會有任何成效的；要有憐憫之心，需要有勇氣去表達聽起來刺耳的真實。若老師已克服過同樣障礙，便有權利給予學生他認為即便逆耳但可促進學習的資訊。理解自成功感受到的歡欣，或在挑戰實踐中征服高、低困難而感受到的平靜，也同樣重要。老師必須「知道」身為學生是什麼感覺，老師過去的經驗肯定能幫助發展同理心，但這些經驗的**感覺**可能會

因未維持具挑戰性與反映的個人實踐而被遺忘。自我挑戰的需求，包括你的極限、質疑自我信念，以及前往可能感到不自在或未知的地方等，都是有其必要的。這會提醒老師，這些即是他們要求學生做到的事。因此，憐憫他人的老師，會花時間讓自己更謙遜，並評估這些經驗帶來的感覺。儘管老師的角色需憐憫、關心他人，但不應將此與家長對孩子的引導混淆。廣泛來說，老師會給予學生資訊並測試他們，而家長則是給予愛與肯定。老師的角色在於確保學生奠定知識基礎；而家長的角色則是養育，這兩個角色的關注點並不相互排斥，但老師跟學生之間的關係是以尊重為基礎，而非家庭連結。

透過實踐，老師可將複雜經驗萃取至必備的組成之中，並理解這些組成與整體之間的關係。該提煉的辯證（dialectic）過程與合成，會讓你更理解應該尋求的教學教材，以及如何運用。老師的技能應該要廣泛到能彈性指導。當你的聲音太過被「身為心靈導師、正統或世系」等自行規定的責任所限制，就可能失去這份彈性，讓老師無法建立具特別聲音的獨特人物誌。在該情況下，老師會被簡化成這些實體（世系或心靈導師）的聲音，而非用自己的解析帶來身體知識的媒介。這會有讓你的聲音成為一系列空泛格言的風險，而且這些格言較守舊，並非創新，也無法彰顯其當代相關性。

老師也會透過辨別（discrimination）讓他人明白自己的實踐經驗。他們將自己的實踐評估為感官經驗，並比較、對比這些評估，畢竟它們每天都在變化。他們學會擅長觀察自己，也發覺自己表演的範圍，以及該範圍與教學人物誌的關聯。老師可能自認為控制了所有人物誌的層面，但透過

辨別過程，他們會瞭解到，當進入教學體驗後，它本質上會變成即興創作（improvisation），該即興創作會在人物誌的結構中產生，而人物誌也會變成一個自覺的媒介。

傳遞訊息：老師與社群

能以彈性方法呈現自我是良好且有創意的，而所謂個性也不是固定或編纂的，而是身分塑造的過程。老師的任務在於——建構一個知識淵博、能幹、有說服力的人物誌，該人物誌可反映出他們的力量與興趣，也是最適合傳遞渴望教導資訊的自我版本。你建構的人物誌，對發展教學風格，與培養一群對瑜伽感興趣的學生來說，是很重要的。老師會讓人物誌隨著學生、呈現的內容，以及指導的情境／狀況改變適應，這可促進溝通與學習的過程。

但是，如果沒有誠實或反映式地呈現，這種人物誌的適應性（adaptability）將缺乏真實性。人物誌的真實性與演說內容是分開的，若某個人物誌被認為值得信任，他們的演說即使違背常理也會獲取信任。瑜伽社群中皆知，追隨假**大師**（false gurus）的慣例，人們太渴望追隨富有魅力的「真」老師，導致即使這些人的操縱行為被揭發後，仍無法勸退追隨者。[2]本德（2010）在其各種「形上學」的研究中提到，對於無形、可操控實體如**能量**及**直覺**的強烈信念，會使修習者容易接受其他類型的神奇思考，而這些思維中斷了邏輯與可證實的評估。

無可證實的「能量」，其證據坐落在科學評估之外。而宣揚邊緣信仰，以及質疑已建立科學的瑜伽社群，可能更容易接受（或主動支持）拒絕科學證據的陰謀論。我們可以舉瑜伽修習者的信念與匿名者 Q（QAnon）擁護的理論為例（WNYC 2020）。這些在瑜伽世界無根據的理論宣揚，已經變得十分顯著，使具有影響力的老師如肖恩‧科內（Sean Corne）與哈拉‧庫里（Hala Khouri）（2020）公開對追隨者表示：「匿名者 Q 正在藉異常理論、心靈控制、錯誤資訊等，利用我們有意識的社群，請不要被這些訊息所動搖！」他們還說：「匿名者 Q 並不代表健康社群的真實價值」（Wang 2020），科內、庫里堅持將瑜伽社群與匿名者 Q 的訊息脫鉤，強調接觸瑜伽、特別是那些尋求安慰與療癒的人之敏感性。這便足以說明人物誌的力量有其危險性，其中試圖操控他人的個人，還會利用學生的脆弱與順從。[3]

　　檯面上有兩種潛在操縱力量，分別是個人教師與社群。這兩種力量的成效，都依據學生的主要歸屬感。個人教師所傳達的訊息，通常不如大型瑜珈社群所傳達的訊息那麼有力。作為瑜伽世界的突出成員，科內、庫里認為他們有潛力吸引更大量的觀眾；然而，儘管有諸多媒體曝光，仍無法保證他們有說服人的力量。個人教師傳遞訊息的效果並不完全在其掌控之中，即便他們具有影響力也是一樣。

　　2011 年的紀錄片《金夢》（*Kumaré*〔Ghandi 2011〕）闡述瑜伽老師人物誌建立的諸多方式，以及學生被該人物誌吸引與互動的動態。儘管他來自紐澤西，甘地（Ghandi）透過操縱瑜伽社群中的強力符號，扮演一名真正的印度**大師**（*guru*）庫馬雷（Kumaré），他把頭髮、鬍鬚留長，並穿著腰部與紅袍，讓他的演說跟聲音都像帶著兩名門徒的印度**大師**。他的演說反映

出精神社群熟知的中心思想——利用相似處（correspondence）當作解析基礎（幻想＝真理）、提及透過自覺達到啟蒙的旅程（鏡照〔the mirror〕）、創造新穎（與無意義），以及保證個人賦權（「**大師**在你之內〔the *guru* is in you〕」）。當你將其連結到瑜伽工作室，庫馬雷某種程度上成功了，因為他有效地應用了社群的「自我實現（self-fulfilling）」信念系統，他的訊息也與他們現存的信念、期待一致。他對於自己培養出一群盡職的門徒感到很意外，即便他曾不斷告訴他們——他其實是「假的」。這些門徒都試圖從各種苦難中尋求療癒或解放，這讓他們變得脆弱、易受影響，其中有缺乏靈感且非真實的瑜伽工作室所有者、探尋親密感的年輕情侶、尋求赦免的成癮者等。庫馬雷的門徒透過靈性刻板印象的陷阱去分析其人物誌，就連在他離開數月後、揭穿自己真名其實是維克拉姆‧甘地（Vikram Ghandi）後，大多數門徒仍持續相信他的精神力量，並繼續認定他是真正的大師。他們對相信的渴望，甚至比真相更令人注目。這些門徒經歷了療癒或轉型，而他們選擇以不可思議的力量，而非習慣上的方式去解釋該經驗。如果甘地在他的呈現中誠實以告，他的信念跟教學（**大師**在你之內）是否會成功？跟我們呈現的結果比起來，方法有多重要？

建立客戶

你想教什麼？

所謂「誠實地呈現」是什麼？什麼才能讓你獲得學生的信任？老師制定的人物誌會決定自己吸引的學生類型，若老師呈現的是「教練」樣貌，

就會吸引想被監督、訓練的學生；老師呈現出懂得辨別、學習的樣子時，會吸引渴望獲得知識的學生；老師呈現出治療者的姿態時，則會吸引尋求療癒或從痛苦中解放的學生。為了吸引適當的學生，老師應該要擬定合適的人物誌。就某方面來說，如果有在人物誌裡描繪出來，學生就會從老師身上看到他們想看到的東西。

如果你想從事教學，就必須先考慮三件事情——什麼會具體讓老師感興趣、什麼對他們來說是重要的、為什麼他們在教學。例如，一個老師可能對「體現現象」感興趣，並認為瞭解它帶來的強烈經驗很重要，而且因為相信瑜伽是體現經驗的強力工具，進而開始教學。辨別你的「動機」不會阻礙到其他有關實踐價值或瑜伽興趣的信念，卻可釐清你教學的「原因」，並開始勾勒出你可能的學生族群。不管教的學生是什麼類型，老師都應對他們的工作抱有深度熱情。有時人們會傾向嘲笑「想教導初學者」的想法，他們認為這比那些傳遞資訊給已有知識者的人還低下；然而，教導初學者是一個激勵他們對瑜伽領域初次感到興趣與興奮的機會。如此，它可以讓你看到學生進步的愉悅，以及拓展視野的過程。在教導初學者的過程中，你必須要有知識跟技能，以有效地萃取複雜資訊，並以更為易懂的形式呈現。初學者容易感到挫折或不知所措，因此，一個有效的人物誌應該要能理解、鼓勵、表達老師在自己實踐中的熱情與興奮。在初學者的課程中，老師會展示廣泛觀點，而這些觀點能提供個別學生可能性，並引起他們的興趣，該過程需要老師更新針對主題的熟悉度，並重新評估自己的理論、方法，以確保對新手來說是可靠、有效的。你的第一個老師，經常是最重要、最具影響力的，而學生的瑜伽進展會藉由這種重要的關係而被知曉。

教導高階學生會帶出其他挑戰，因為他們可能會有些需去除的習慣，或抗拒改變持有的技巧或想法，特別是當這些技巧與想法得來不易時。你必須承認他們先前的成就，並在進一步研究的過程中，鼓勵發展獨特興趣。高階學生跟新手一樣，會尋求刺激，即增加深度的經驗，他們的挑戰在於持續找到新的探索領域，特別是當他們深入投資某些技巧或實踐時，更是如此。高階學生也會希望與他們認為更知識淵博、專業的修習者一起研究。

「教學動機」可能源自其他興趣。教導「邊緣族群」時，需要瞭解這些學生所面臨的挑戰（好比他們是否有物理限制、社會或經濟不均、年齡或其他因素，因而限制了〔或感覺被限制〕接近性），並要有適應課程的能力，以創造一個可接受、易於理解的學習環境。瑜伽表演是這個獨特族群的一種表達，在療養院實踐的瑜伽與在監獄的勢必有所不同，但當你將手掌心放在胸口中間時，不管是哪種情境或執行方式，其影響都有意義。你得讓邊緣族群相信老師理解他們，以及他們在實踐中面對的挑戰。

治療學（therapeutics）的成效，同樣以學生（病人）的信念為前提，即他們認定自己在專業醫學知識者的照護之下。如果老師對治療學充滿熱情，並認為瑜伽是一種療癒的工具，他們就會吸引相信結合醫護專業的教學人物誌的學生。瑜伽的物理性大致上對身體有益，而透過體現實踐（將注意力融入移動與呼吸的新奇方式）創造的態度與情感上的改變，已顯示其重要性（Virtbauer 2016, 1-14）。在許多研究中，更強烈的具體感和對老師的責任感（例如希望取悅老師或希望老師成功的渴望）已被證明能增強病人的自主感，無論是在治療慢性疾病還是緩解慢性心理痛苦方面，都能

引導至更正向的結果。（Loizzo 2018, 134）

培養與維持客戶

　　新老師的其中一個挑戰在於「建立客戶」。若在你踏進工作室環境時，該環境已有良善的師資，導致學生抗拒嘗試新老師時，這部分就會有點困難。「代替（Subbing）」名師是一個介紹自己、教學方式給新客戶的方法。如果先知道原先老師的運作方式，你就能以此為基礎，接著介紹自己的教材。建立客戶需要時間，在小班級中，你的說明必須要像在有多人參與的課堂一樣熱情，如此一來，學生才不會覺得有負擔。提供免費課程給選定的學生，是一種介紹教學的方式，有些工作室會鼓勵這種形式，特別是該方法如果可以吸引該場地的新學生，或當老師可依（付費）學生人數領取酬勞時。新老師不能依賴工作室的行銷，他們必須主動跟潛在學生行銷自己及課程，這些學生可能是瑜伽新手，或不熟悉各式各樣的實踐。行銷自己可能有點困難，但當你對教學有自信時，是可行的。若老師能認知到，必須持續尋找新學生，並透過持續且較新的行銷能見度培養客戶，就稱得上是專業。最終，你作為一個老師的聲譽，是吸引新學生最重要的方法，「口耳相傳」是一種強力的廣告形式，它強調出維持高標準教學的重要性。

　　有經驗的老師會透過「推薦學生參加其他人的課程」延伸其影響力，這表示他們的慷慨與自信，以及對實驗的重視，這些都是吸引人的特點，而「不重視自我利益」的行為可產生信任。說其他工作室、課程壞話的行為，是非常不專業的，若一個老師這麼做，可能會被認為你不夠大方。學生會

因為各式各樣的原因對老師展現忠誠，而最主要的原因在於——他們發現探討實踐的過程很迷人。學生也可能因為尊重老師對自身進步的貢獻，以及共同利益一致，而被老師吸引，他們相信老師傳遞的知識與技能。學生希望他們的課程是有趣的，並尋求新穎的見解作為繼續學習的動力，因此，老師努力透過他們自己在個人實踐和學習中的發現來新鮮地吸引學生。

教學工具箱內的工具

自我研究能帶來可套用到瑜伽教學的技能，而這些技能來自瑜伽實踐內外的各式經驗。其他肉體實踐（例如舞蹈、攀岩、武術等）會讓你的教學更豐富，因為它們可讓老師從不同觀點探索問題。老師的其他興趣（例如繪畫、詩作、旅行）與職業（例如表演、教育、法律、諮詢等）也有同樣效果。透過瑜伽實踐與其他理論概念之間的探索，他們的教學會受這些身體知識啟發。

以喜愛音樂或運動為例。音樂可以促進意識狀態，假設課程目的是「享受（enjoyment）」，那流行音樂可能就是關鍵；然而，若重點在於「教學」，那麼音樂就應該只擔任輔助加強的角色。你可能在課程結構的任何層面中，無緣由地使用音樂，但這會導致學生或老師於實踐中分心（播放清單變成焦點，而非指導本身）。老師若是關注耐力、運動能力的好勝運動員，那麼就可能在教學上也鼓勵類似事物；若老師是一名武術人員，則會將「對打（battle）」中所需的絕對專注，跟希望從學生身上看到的強烈度互相比較；若老師是一名舞者，則可能選擇強調姿勢之間的抒情（lyricism）移動。

你與同儕和導師之間的關係，是資訊的重要來源，藉他人的眼耳檢視，是測試新點子的最好方法，而你也相信這些人的知識與眼光。對新人教師來說，導師特別具有影響力，也特別有價值。老師會分析他們從導師身上收集到的資訊，並放到自己獨特的聲音之中。模仿傾向是正常的，但可能會讓你無法建立不同於導師、具有說服力的人物誌。教學就像一首好的翻唱歌曲，它是你對自己的老師與導師以及從紀律中獲得的知識之致敬方式。你在執行前，會先檢視與處理資訊，而所謂的老師應是被啟發的，而非衍生物。

「展示能力」顯然是一種強力工具。當你在教初學者（不熟悉姿勢者）時，展示可以提供釐清方式；當教導進階的姿勢時，若老師能自行展現，學生也較能接受表現困難或讓人懼怕內容的可能性。

當老師無法展示時，就會依靠知識、能力來描述一個姿勢。具備細節的指導可確保學生即使在老師無法展示的情況下，也懂得如何完成姿勢。該知識會延伸超越姿勢的型態，其中涉及解釋呼吸的使用方法、能量移動、情緒情境、潛在危險等。老師在說明時，也可請「能展示的學生或助理」協助。不管在什麼情況下，教學需要的都不只是姿勢的鑑定（不管是透過名稱，還是照片），而是透過喚起回憶的姿勢表現描述而完成。

教學與禮儀：工作室規則

　　工作室有許多規定、禮儀，以及其他道德觀念，而這些主要依靠客戶的使命感，並非強制執行。儘管這些規則被廣泛接受，但有時在訓練中仍會被忽略，而你遵守或忽略的方式會影響他人對你的看法，若老師尊重這些規則，便會反映出其專業聲譽。老師應該要支持自己教學的工作室，即使你在許多不同的工作室上課也是一樣。當老師在促進個人事業時，也應正面地宣傳工作室，畢竟如果沒有人提供工作室空間與維護，就沒有地方可以教學了。如果你在競爭的工作室教學，你就不應該在沒有許可的情況下於競爭者的空間宣傳那些課程。你應該要支持工作室的其他老師，以及他們的活動與奉獻，「代課」是其中一個可以表達支持的方法，當你被要求代課時，應該盡全力協助同事，並在與學生相處時輔助、對該老師表達敬意；將代課當作是一個刻意「偷」學生的機會，是不適當且具爭議的。當你在其他空間教導工作坊或課程時，應大方告知該工作室、擁有者、老師等的高品質，並表達有機會教學而覺得感謝。理想上，遵守規則代表你對專業的尊重，也不需將其視為負擔或限制，而老師在面對這些利益競爭時，展現出來的優雅態度，是其人物誌的一種表達方式。

　　你的言行舉止，也展現出對該工作室的尊重程度。不管是課程開始還是結束，「準時」都是必須的，遲到代表你對工作室及花時間來學習的學生缺乏尊重。同樣地，老師應穿著適當的服裝、確保良好的衛生習慣，並準備好教學內容。老師也應與學生、同事維持適當界限（見第六章有關界限的更完整討論）。一般來說，懶散態度或不專業的行為，會損傷老師及

瑜伽老師的聲譽。

　　儘管學生可以自由選擇想上課的老師，但客戶的「所有權」是（非正式地）受規定管制的。老師在工作室初次遇到的客戶是「工作室的客戶」，這代表，若老師跟客戶協商工作室外的收費服務，即為不適當的行為。例如，如果老師在家裡以較低的費用教導私人學生，就等於是忽略了工作室對該客戶的投資，而若無該貢獻，老師大概也沒有機會能獲得這樣的工作機會。[4]工作室擁有者對於學生的安全與滿意度，負有最大的責任，儘管個人教師需對自身行為負責，但最終的法律風險是落在工作室擁有者身上。工作室擁有者需負責宣傳工作室與其老師，作為獨立的合約人或員工，老師應有責任在該情境下宣傳自己。工作室擁有者讓老師有機會獲得新學生，但培養與維持這些學生的責任，會落在老師身上。

利用語言創造力

　　瑜伽研究有許多資訊來源（未經處理的知識原料），老師只是其中之一。好的老師有許多共通點，他們大部分會希望自己的學生透過深度好奇的發展，來學習品嘗意義製造的過程。當學生（從感覺上）收集資訊後，會透過現存的知識結構（他們會透過已知的事物解析）處理。不論是否位於意識自覺中，該知識的積累，會透過每個學生個人意義製造的過程來完成。知識不會直接從老師傳給學生，但學生會透過實踐（與其他經驗）消化，老師會引發針對此過程的覺察，學生才會有意識地在知識積累中探索。學生可能會希望老師「告訴他們是什麼意思」，但老師的角色在於「提供

資訊」，意即學生應該學習並引導出他們自己的意義。

隱喻使用

老師會在學習與教學中發現新事物，而他們的聲音則會透過該物理過程的困難而形塑。他們的教學會透露一種結構（任何課程內的開始、中間、結束），並藉聲音表達與韻律、模式、內在推理（internal reasoning）傳遞，進而將這些部分連繫起來。這個結構可能從熟悉到不熟悉、粗略到精細、簡單到複雜，或為一場隱喻的旅程，而對學生來說，參與其中等於是進行一場想像練習，並鼓勵他們在學習過程中主動。「隱喻」是一種很強力的工具，因為它可以讓學生以已知的事物去理解新穎的概念；隱喻也能將影響或情緒依附在一個概念上，並使其表演清楚明瞭。創意性語言可引導該過程到老師希望每個學生達成的目標。

老師會利用隱喻來描述非固定或毫無疑問的事物，而隱喻主要用來溝通無法展示的知識，該知識多變，且對於親身體驗來說是獨特的，也可能是一種內在或短暫的感覺。它讓我們知道，文字無法精確描述隱喻試圖傳達的東西，我們會透過與某個熟悉或容易理解的東西比較，以將隱喻用在闡明某些不完全的事物。比較隱喻能讓你發現類似的特性或相似之處，然而，當隱喻描述的東西是在其非所屬的情境中被看到時，也會帶來反差。這樣的關係假設相似性存在，卻非相同，透過該區分過程，就能更瞭解事物與經驗的獨有特質。

而藉由「使用隱喻」，老師與學生之間會產生意義。這會讓中立空間（**空間之間**）產生意義，且對兩個參與者都是獨特的。當意義被創造後，它會形成雙方共享、但尚未各自區分解析的知識。隱喻的價值在於——它能夠幫助你理解難以形容的想法或尚未經歷過的實踐。當你將隱喻套用在主題上，學生的實驗則可讓意義在無有關主題細節資訊的情況下，被創造出來。

熟悉隱喻的使用，可引導你製造意義，因為它會讓你產生聯想。當有人說「做出高拱形就像站在山頂並望向天空」時，並不是說它真的與該經驗相同，但在比較觀點之下，做該姿勢時，會於其中發現類似的美好感覺。這涉及了學生的想像、情緒、知識，但若你只是說「在做高拱形時，胸部會提高，眼睛會向上看」則不會有上述情形。

隱喻、描述語言、命名

一般認為，口頭指導有隱喻、描述、命名。「**隱喻**」是開放式的；「描述」（不管簡單或細節）與「命名」則更具體，它們假設指導有一種約定成俗與特定的意義。對學生來說，參與（並理解）老師的隱喻，是流動且不精確的，即它會引導至推測與探索的過程。「**描述**」則精確固定（例如，雙腳呈平行、腳趾向前），技巧上，它假設某些項目在探索（自我與現實研究）開始的起始點會一致；描述在提供明白、精確的物理方向時特別有用，它可能會被用來將一個姿勢／移動從學生現有的知識分離，從而鼓勵探索與新穎的意義製造。不過，當你透過設定好的劇本來指導移動／姿勢時，它也會被用來支持一系列編纂過的想法，並限制新穎經驗。「**命名**」（好比三角式）是

很簡潔的，不過更加普及，而且被假設為經過編纂（每個地方的解析都相同），單獨命名不會讓你深入瞭解表演的獨有特質，而「編纂」概念（如姿勢命名）讓意義製造的重要性變得不明顯，且會抑制探索，同時老師與他們的學生會假定他們「知道」該姿勢為何與如何表現。

當你在教導技巧時，「描述語言」會比「命名」還精確，並鼓勵學生藉「先入之見」進入該姿勢（學生會將三角式姿勢與過去經驗連結，但會在無命名的情況下對其他表達更開放）。先入之見會阻礙創意與探索的過程，而且可說是新穎經驗的敵人，這與詩作中使用**轉折（*turning*）**有些類似，即引導讀者的手法，如果讀者一步一步跟隨，就能進入意料之外的結果，並在發現連結後，感到開心與驚喜。

它也可以讓老師用「形式」來實驗，[5] 好比「我們不如試試，在三角式中不斷將臀部向前擺正，就像透過脊椎到達臀部頂端？」或是「來看看我們的呼吸，是不是能讓我們無縫進入倒立姿態，就像無重量般」。使用「描述語言」會強調出「旅程」的隱喻，並鼓勵學生對每個移動瞬間感到好奇，而非「正中姿勢（hitting the posture）」。姿勢之間的間隔，變得與姿勢本身一樣重要。即使身處工作室的四面牆之中，你為課程「召喚姿勢（calling the postures）」（命名）並不同於「教導」這個姿勢，因為這會讓學生依賴先前的理解，導致他們無法挑戰探索不熟悉的事物。然而，「命名」的其中一個力量，是可在額外資訊過多時，當作「速記法」使用。

「姿勢名稱」也可能有隱喻，例如，「戰士式」代表強悍、「樹式」代

表穩定與成長、「攤屍式」代表靜止、屈服等。每個名字除了提供比擬之外，也意味著該表現的影響。不過，讓身體進入一個形式，也可能造成影響，因此，姿勢的梵語名稱使用，並非中立的練習。如果老師選擇用梵語名稱，他們必須知道為什麼要這樣做。梵語名稱可「證明（authenticate）」老師聲音的真實性，因為他們將其連結至古老且真實的傳統；但這對不會梵語的學生來說，學習過程可能較艱澀，而使用梵語名稱，可能會讓老師失去激起學生更多有意義經驗的機會。此外，不管是梵語名稱還是其他更多普遍的新詞，紀律或工作室之間的使用皆不一致，因此依賴姿勢命名容易導致誤解，選擇在多個工作室教學或擔任客座教師者，就會遇到這樣的狀況。老師在指導中用的語言，在建立有效聲音時強力且重要，而且不該視為理所當然。姿勢命名（不管是透過新詞還是根據傳統）有一些缺點，如同分類的任何系統，名稱會與某個文化團體與其一系列差別意義相關聯，特別是在橫跨時間時，它們在使用與意義的細微差異上，無法保持一慣性。語言中的意義有兩種組成——字面意義（denotation，來源）、內涵意義（connotation，感覺）。前者意指文字必要的定義，後者則指其充斥的內在意涵。雖然字面意義會持續，但內涵意義會在文化團體中被共享，而且在解析上是更強力的基礎，延伸下去甚至會使必要意義變得不顯著。當文字在情緒激動時被使用，或是在一個團體內擁有格外重要性時，即是如此。我們舉**古儒吉大師**（*guruji*）一詞為例，它代表被一個團體強烈喜愛、深受崇敬的人物，且根據每個團體共有的經驗不同，對他人而言可能成了濫用「機會主義（abusive opportunism）」的根源。該文字的本質沒變（字面翻譯為「親愛的黑暗移除者」），但內涵意義截然不同。

說話聲調、音量、輪廓

當你在課堂上描述「移動」時，一定要精確且清晰，而且聲音必須大到大家都聽得見。為了做到這兩件事情，老師需清楚自己想溝通的東西，當你不甚確定時，學生會在你的聲音品質中意識到聲調的改變。說話的韻律、聲調、音量、輪廓都是呈現上重要的組成，而且可為課程建立結構。呼吸的自然韻律或是某人的心跳，可當作聲音呈現的有效方法，特別是在你教導移動的時候。聲音可經衡量來促進移動與呼吸的步調。一個持續有節奏的呈現，可讓老師的聲音變成背景音，使學生在需要資訊時更易理解，並同時投入自我觀察的過程。韻律中若突然出現轉變，則會使人不快，且可能打斷學生的專注，但若老師能持續說話與表演，通常學生都會聽到與他們的發現相關之訊息，並過濾掉不相關的訊息。本質上，許多指導會變成某種背景音樂，而學生可在其中平靜練習，但不需完全專注。其他溝通的輔助語言（paralinguistic）層面也是如此，說話的聲調、音量、輪廓愈一致，愈可以讓學生在學習上投入其中。此外，當老師要強調重點時，只要中斷聲音的持續，就可以輕鬆被學生注意到。

儘管人們經常忽略，但「輔助語言」的特點與傳達意義時的單字、文法一樣重要（有時甚至更重要）。[6] 假如有人聲調帶有諷刺，則他們話中的意圖可能就與實際說出來的內容相反。建構說出語言的習俗（文法上集合聲音、文字、句子）與其使用會顯示出語言及文化之間的關係，當一個社群的話者都是同樣的說話聲調、音量、輪廓，這些溝通的特點就會變得不明顯（充斥社交意義）。當裝腔作勢的說話方式不熟悉、不常見或風格化，就

有可能導致崩壞（disruption），直到意義被弄清楚為止。口語的片語轉折即是一例，而且當老師在無意識下使用時，最容易使人分心。老師可能在日常用語中頻繁使用交際用語（phatic）[7]，例如「你知道」、「這有點」、「我們要……」或「……對吧？」等，這看起來無害，但這些言語的交際用語並不常見，因此很可能將學生的注意力從老師說的「**內容（*what*）**」轉到他們「**如何（*how*）**」說出這些東西，並缺乏釐清。明顯的裝腔作勢與口音也一樣，因為它們會吸引他人注意傳遞的模式，而非內容的重要性。我們在這裡並不是要詆毀任何形式的說話方式，只是要讓各位意識到——你愈讓聲音「不被標籤（unmarked）」，它在教不同族群時愈有效；就像好的劇場演員會調整聲音，以盡量描繪出令人信服的角色。另一方面，當學生掌握到某種說話形式，就會學著忽略其不尋常的結構，特別是當老師直接或透過細微差異指出他們很清楚「自己聽起來如何」時。老師的自我覺察可讓學生忽略差異（「喔好吧，她知道她聽起來是怎麼回事」）。同樣地，意識到自己明顯說話方式的老師，可能會選擇加強，並藉此邀請學生進入他們的個人空間。加強（enhancement）可應用到各種輔助語言手段，好比手勢、音量、語調或人物塑造等，該策略的範圍可能從無殺傷力（underkill）到他們演說或姿勢差異較多或較少的微妙誇飾。透過強調日常用語，老師可表達出與學生的團結，並消除彼此之間的地位差異。[8]

主題

　　許多老師會選擇以「環繞主題」來建構他們的課程（有些工作室需要）。老師在課堂上「閱讀（reading）」以闡明主題的情形也很常見。對閱讀內

容的選擇，會象徵性地將老師與該作者並列，並更加定義出老師的人物誌，它可能是富含詩意的、玩樂的、精神性的，或其他認同等。你可以在開頭就進行閱讀，也可在課堂結束時進行，這反映出老師的信念；在課堂開始時閱讀，會帶出隱喻，當該隱喻被介紹後，就會被操作來帶出其他主題。閱讀愈令人回味，就愈容易產生影響；但同時，閱讀方式太過駑鈍時，就需要老師透過解析引導學生。在課堂結尾的閱讀，較能幫助學生反思實踐，並鼓勵他們創造自己的解析，當閱讀為課程畫上句點時，老師最能擁有控制權，即在開頭介紹一種解析框架，並藉強調該解析來下結論。這個結尾「關閉了」解析的「迴圈」，且可以由自己（或他人）的文字完成。良好的課程會有適當程度的「釐清」與「神祕」，有技能的老師會知道要「留下」與「展露」哪種牌，以維持過程的有趣。

你的「教學人物誌」是你對敬重事物的表達，以及興趣、經驗的描繪，也是你在瑜伽中代表意義的執行展現；它可塑，且可適應觀眾，也結合了古怪之處與不完美。它可以是幽默、好奇、知識、懷疑或諷刺的。儘管一個人的角色需排除一些面向，但人物誌能順勢應變，而且其廣泛會創造出它的真實性。

注釋

1. 我們試圖區分角色（character）與誇張模仿（caricature）。角色是多維度的，呈現人物誌時，會有許多面向，而一個角色是全面且細微的。角色的複雜度會顯示出比誇張模仿更強大且更貌似合理範圍的動作與情緒狀態，誇張模仿會選擇與風格

化少數特質，且會被快速解析，並因其角色刻版，會引導至可預測的動作。這種缺乏範疇或立體感的特點可以被用來創造幽默或諷刺效果。瑜伽老師作為一種漫畫形象已成為喜劇的常見元素。通常強調的特徵包括過於安撫的聲音和性魅力。

2. 見紀錄片《金夢》（*Kumaré*）。一位來自紐澤西的印度裔美國人成功在亞利桑那扮演了一名**大師**，還包含其他仍留住門徒的墮落**大師**。

3. 見《*The Guru Papers*》（Kramer 與 Alstad，1993），可探討更細節的「獨裁力量（authoritarian power）」危險。

4. 老師可以詢問工作室擁有者，是否可教導私人課程（要求特許），或為私人課程協商持續一定時間的「中間人佣金（finder's fee）」。然而，若沒有跟（該工作室的）客戶開誠布公，是不道德的。

5. 玩弄形式的概念，並非跨領域所共有。在某些系統中，形式是被先驅或日後的組織所「設定」，「神聖幾何」概念是描述這種「具體化（concretisation）」的一種方式。這些系統中若發生實驗，則必須在該限制下進行。

6. 聲調、聲音品質、大小聲、演說輪廓、韻律、非言語溝通等，都是輔助語言特徵例子，且經常會在傳達意義中更為重要。

7. 交際語言帶有社交目的，而非意圖給予意義。在一般對話中，經常被無意識地用在文化情境下，從他人那裡獲得回饋。

8. 對人們來說，最自然的演說風格，通常是一種演說的地方風格版本。

附錄 5：反映與實驗

在老師的呈現中，其中一個重要的組成即是他們的「聲音」，以及該聲音投射出的人物誌。聲音與人物誌會決定你吸引的學生類型，以及你將依據的標準。發展出可清楚與學生溝通的真實聲音，能幫助你的教學更有成效。在建立你的聲音與人物誌時，需注意其對學生的影響力，以及你選擇背後的力量，這些力量包括瑜伽商業模式的演變，以及你呈現教學與實踐目的之方式。在記住這些之後，請謹慎針對以下練習，檢視你的回應。

5-1 克制與奉行

你指導基礎的「執行模式（codes of conduct）」是什麼？這是否（應該）會延伸至你的生活？假如你要探討**誠實**（*satya*），即「真實（truthfulness）」，你是否有過不完全說出真相的情況？

TEACHING
CONTEMPORARY
YOGA

請製作一份清單——當你作為一名老師可在現實中達成的**克制**與**奉行**清單（你的教學、耐心、公平結果反映出的適當、釐清、適時、準時、慷慨、奉獻、好奇、無依戀程度）。文字中的 *a*（好比 *ahimsa*，意指非暴力），與奉行（*niyama*）的 *ni*（無，如無依戀〔nonattachment〕），並沒有告訴你該怎麼做，反而指出你的行為應該「缺少某些行為」，但並沒有提供具體的替代方案。這對你在教導道德或建議「瑜伽生活風格」時的信念有什麼影響？

5-2 為與你截然不同的人建立同理心

「同理心」是指有能力去「感覺」其他人正在感覺的事物。你無法透過理智來學習同理心，而需藉由「體現經驗」獲得。一個人的力量與能力對其他人來說，可能是挑戰；當你在教學時，各種不同的能力會讓無該能力的人感到困惑，進而帶來挑戰。人的經驗會隨著年齡、血型、信心、力量甚至文化等，而有極大的差異，身體彈性大的人很難理解緊繃的人的難處，同樣地，緊繃的人也難以理解彈性大的人之挫折。

為了發展同理心，並瞭解如何處理他人的極限與受傷處，或是找到方法修正你的教材以調整，你可以做以下實驗——用一條帶子將一隻手臂綁起來，或將一隻手臂放在你的背後。在你做出平常使用整個手掌的動作時，僅使用指尖、前臂或拳頭來支撐。將一個枕頭綁在你的肚子上，並注意你需要如何改變移動方式；你也可以在實踐時，穿非常緊的牛仔褲或多層的褲子，感受緊繃的臀部是什麼樣子；或是把你的肩膀綁成聳肩的模樣，這樣你的肩膀移動性就會在練習時受限。

較有彈性的人，比較可能進入無法完全控制自己身體的狀況。例如，他們不太會感覺到過度伸展，且難以將身體整合成倒立（比起一根溼潤的義大利麵，讓一枝筆在一隻手指上維持平衡較容易），他們也會傾向屈服於重力，而非創造針對其的抵抗力。你該如何創造練習，讓身體較無彈性者理解「輕鬆超越物理控制極限時」是什麼樣貌？你該如何說服彈性者，在可控制極限之內運作？

5-3 更正：輔助與修正

「物理修正」是肉體實踐的其中一個傳統部分，因為它們是一種直接的教學方法；然而，這只在老師技巧純熟時有效。你該如何評估你更正的成效（物理或口頭）？你何時會用到口頭修正？何時會選擇利用物理修正？「展示」在你的教學與修正中，擔任什麼角色？當你做出修正後，是否能有效促使學生自己做出動作？

5-4 你說的話，成就你這個人

請選擇一個你認為你「知道（know）」但無法表現（或較難表現）的姿勢，並創造出一個精細的教學描述，請用該描述教導學生該姿勢。當你在教「無法確實

展現」的事物時，需要什麼技能？你會選擇什麼「語言手段」來描述內在感覺（sensation）、呼吸、移動的協調，以及其他你認為該姿勢必要的表現組成？請想想你可能會用的隱喻，以描述無法展示或促進表演品質的隱喻（例如，像飄浮般表現姿勢、像雨傘一樣打開你的胸腔，或像「肯定你是正確的」般做動作）。

5-5 瑜伽社群

你在瑜伽社群裡尊重誰？這份尊重的基礎為何？你覺得與你尊敬的（或不尊敬的人）合作，是否有其價值？分享老師與學生、工作坊與訓練合作、推薦彼此的課程與活動等，是否有其價值？你實踐或教學的地方，是否有該合作發生？這類合作有什麼阻礙？（增加）合作可為瑜伽「社群」帶來什麼有利之處？

5-6 瑜伽事業

瑜伽的商業模式，讓大家將注意力都放在賺錢，而非教育，這種注意力帶來的影響為何？為了成為瑜伽老師，你是否願意做其他工作？對於工作室販賣人們想要或可延續工作室存活的可疑產品或服務賺錢時，你的感覺如何？為了賺錢，你願意教什麼或做什麼？

5-7 個人政治

瑜伽老師經常會以個人受苦與救贖的故事，開始或建構他們的課程。但我們告知的故事並非中立的，這些故事是用以創造與固化教學人物誌，並與學生溝通價值與信念。請將你說過的個人故事（**教規談話**）寫下來，並思考你呈現出的自傳，它是否真實？你傳遞給學生的訊息為何？你告知這些故事是否有其他附帶原因（娛樂、建立主題、教育）？

請選出其中一則故事，該故事可能是個人救贖、說明人類容易犯錯的奇聞軼事、實踐焦點的說明隱喻、讓你有共鳴的故事等，請你信任的人「研討（workshop）」你的故事，並給你有建設性的回饋。你的故事與個人宣傳需求，是否分得夠開？它們是否為有效的教學工具？

5-8 一沙一世界，剎那即永恆

宇宙很廣大，因此人類等有限生物，會依靠他們在隱喻與推斷（extrapolation）的技能，來推測對於宇宙的本質與延伸、自己能做到的事。身體搭配其感官工具，從我們演繹的事物中，餵養資訊到我們的思維。藉由顯微鏡科技，我們能夠看到因為太小而無法單用眼睛觀察到的豐富世界，而望遠鏡與太空探索，也展現出在理智與想像上都帶來刺激的奇觀。有個古老的瑜伽格言說道：「錯將繩子認為蛇」，我們可以用 21 世紀的方法重新解析——如果你近看，會覺得眼前的東西是高能粒子的擺動磁場（a vibrating field of energetic particles），遠看則覺得是單一點。萬物皆如其

所見，卻又不僅於此。解析是以觀察者的相關位置為基礎，並透過之前的經驗適應。

當你練習拜日式，並專注在天花板上的一個點時，會發生什麼事？你是否能專注在實踐上細枝末節層面（大腳趾）的同時，不失去整體經驗？還是，那其實是一個觀察不同觀點的同樣實踐，以及注意到不同肉體經驗的點？這個主體性（subjectivity）會如何在個人分享同樣經驗或資訊時，引導至全然不同的結論？老師在引導這些結論時的角色為何？

5-9 意義追尋

詩歌導論——比利·柯林斯

我要他們拿一首詩
將它高舉至光
彷若彩色幻燈片

或將耳朵貼到蜂巢上。

我說把一隻老鼠丟進一首詩裡
看著他探索出路，

或是走進詩的房間
摸著牆看看是否有電燈開關。

我希望他們滑水
越過一首詩的表面
在岸邊對作者的名字揮手。

但他們只想
用條繩子將詩綁在椅子上
對它嚴刑逼供。

他們開始用軟管狠打
試圖找出其真實意義。

（取自《*The Apple That Astonished Paris*》「詩歌導論」，比利·柯林斯。Copyright©Billy

Collins，1988、1996。經 The Permissions Company，即阿肯色大學出版社 uapress.com 允許轉載。）

柯林斯對其學生抱持這樣的志向，即透過體現的感官探索成為寫下文字的行家（connoisseurs）。你的教學或擔任學生時的經驗，如何反映柯林斯的關注焦點，以及對你評估探索想法的影響？

參考文獻

- Bender, Courtney. *The new metaphysicals: spirituality and the American religious imagination*. Chicago: University of Chicago Press, 2010.
- Ghandi, Vikram, director. *Kumaré*. Kino Lorber, 2011.
- Kramer, Joel, and Diana Alstad. The Guru Papers: masks of authoritarian power. Berkeley: Frog, Ltd., 1993.
- Loizzo, Joseph J. "Can embodied contemplative practices accelerate resilience training and trauma recovery?" *Front. Hum. Neurosci.* vol. 12（2018）: 134. https://doi.org/10.3389/fnhum.2018.00134.
- Virtbauer, Gerald. "Presencing process: embodiment and healing in the Buddhist practice of mindfulness of breathing." *Mental Health, Religion & Culture*, vol. 19（2016）: 1-14.
- Wang, Esther. "Eat, pray, conspiracy: how the wellness world embraced QANON," *Jezebel*（23 September, 2020）.
- WNYC, "The rise of conspirituality," Podcast from *WNYC* radio.（25 September, 2020）.

6

瑜伽老師的
社會批判問題：

界限與範圍

在考慮批評時，你首要考慮的是，你對批評你的人抱持什麼樣的敬重？你是否從觀察與經驗中感受到這些人值得你的尊敬？他們有多瞭解這個主題？

（Gick 1997, 113）

老師與學生的角色

在試圖區分老師或學生的角色時，你可能會將所有人視為演戲（play-acting）的一種形式，或是每個人在獨特表達風格中的某種高度創意。這些特徵會給予「我是誰？」、「我代表什麼？」、「我在這裡的目的是什麼？」，當然，還有「什麼是瑜伽？」等問題答案。每個學生與老師針對這些身分意義的解決方案各有不同，而審核者的評估方式也同樣多元，不過最終，這些特徵必須滿足創作者自己的誠信。

▍個人與團體

建構良好的角色會有相當大的靈活度，但它必須合理地以老師或學生在其他場合下的現實情形為基礎。

其最主要的目的，是促進瑜伽工作室情境內的學習。你可能會問：「為什麼不做自己就好了？」有些人有淵博的瑜伽知識，但卻對需承擔的教師權威感到不舒服，若要成功，他們就必須克服自己「正常」的社交狀態，並厚著臉皮或胡亂應付，來度過這種不舒服的感覺。其他人則陶醉在認為自

己被賦予的注意或尊重之中，有些人會仿效他們已知的老師，假如這些人是嚴厲的監督者，他們就會表現出類似的行為；同時，有些人則會基於個人原因，而決心展現出與自己經驗截然不同的教學風格。無論如何，不可能會有教學風格能滿足所有學生，但每種描繪都可運用來定義與限制老師與學生的角色和責任。

學生會直覺地假設自己的角色扮演方式。有些人會把墊子放在中間前方，並挺直脊椎坐著，彷彿在說：「快看，我是最機靈、忠實專注的學生」，也有人會退到角落，像是要把自己和教室內的木製品融為一體似的。這些策略是社交互動中不可避免的部分，不過，這些策略的影響力，會因為出現在團體情境中而減少。在為個人學生與老師定義適當角色時，團體的核心重要性時常被忽略。克勞斯・內夫林（2008）認為，實踐環境本身對理解在該處產生的社交互動，與肉體實踐成功達到情緒及可能的精神影響上，是不可或缺的。他強調班・馬爾邦（Ben Malbon）提到的：

> ……「團體活動」會共同涉及「集體感覺（collective sensibility）」或「團結友愛（being togetherness）」，在被賦予正確的條件上，會至少暫時卸下個人壓力。因此，藉由在團體或伴隨一種集體專注下，於他人之間移動或接近他人，並產生共鳴……你可能會在某種更大、介於匿名化與個人化之間的意識與自我意識之間游移。此外，當你認同某些地點、時間、回憶、用具或其他非物理存在的事物時，歸屬感會延續很久。這些都是（現代姿勢瑜伽）環境中常見的情緒投入（emotional involvement）形式。

（Nevrin 2008, 128）

人類學家克里弗德‧紀爾茲指出：「除了想法之外，情緒也是一樣，都是文化的製造物」，因此「感覺（feelings）」（效果）也是文化性的，而無過多大於信念的個體或個人。[1] 瑜伽修習者經常提到，他們能感覺到自己與一起規律練習的他人之間的連結，即使他們從沒說過話，或不清楚彼此名字，也依舊如此。就某部分來說，該歸屬感的成因，是基於工作室裡形成的共同情緒創造，並透過實踐產生。我們可能會將靈性與情緒回應理解成一種「身體感覺（body felt sense）」（Levin 1997, 180-181），即在某些情境「感受到」的現象學經驗，並在與他人分享時增強。不管是統一在教堂禱告，或是在工作室表現呼吸與移動，統一與闡明其中共享信念與實踐的團體，都會產生特定情緒。學生體驗到的情緒強烈度（例如，靈性或狂喜）取決於他們整合自己進入團體，以及在團體中精煉可令人回味技巧的能力。不管如何，團體在任何儀式性的行為中，都會促進經驗的強烈感（見第二章）。

內夫林（2008）也指出，這並非意圖否定個人經驗的重要性，但透過團體期待的影響，個人經驗會變得較不模糊（且較少壓力）。學生加入工作室後，可選擇最能在該社交情境中定義他們的角色，不管地位如何，該角色都已與佔據該空間者協商，並與該團體的信念、行為一致。這讓學生有機會與團體共享滿意的情緒經驗，並同時擔任其中的個人成員。每個人對其角色的舒適度，是一種評估他們確信自己為該工作室成員的方式，這讓老師、學生能以符合工作室常規的方法，彼此建立連結。

地位展現：支配與順從

　　當老師與學生互動時，複雜的社交互動，會顯示出參與者相對的支配或順從關係。例如，在課程開始時，老師可能會站起來，從一邊移動到另外一邊，並在學生就坐時偶爾比手畫腳。有些人可能會挺直脊椎，以正式的瑜伽姿勢坐正，而他們的眼神會專注在老師身上。

　　有些人則會在查看教室內的同時，懶散地坐著，也不太注意老師。儘管這並非公開造反，但的確顯示出，目前發生的事並沒有重要到需完全警戒。老師可能會收到這些訊號，並開始用更多的活動引導他們交談或展示，或許還會特別瞄準「感興趣的」學生，這強調也帶出一個團體的地位，並削弱其他的。或許，他們會感覺到「懶散者（loll-ers）」削弱了自己的地位，而匆匆結束正在做的事情，這樣才能開始某些較有刺激性的活動，以提供「懶散者」地位。

　　這個狀況主要在於──幫助老師維持權威。他們可能會處在一個升高的平台上；或是在學生大多坐著並困在墊子上的空間時，在教室內站立或走動；他們也可能彈奏樂器（西藏鈴鐺、簧風琴）或播放音樂；他們也能在學生被期待長期安靜的場合隨意說話。某種程度上來說，這是他們從「正常」人格限制的解放，因為「現實」生活中有更多社交協商，即在瑜伽工作室中，老師規定的東西就是需尋求的課程，並將學生被期待描繪的樣子，投射在他們身上，強烈影響他們的行為。如果老師（權威）以某種方式對待班上，學生就會根據這樣的方式行動。學生較無迫切希望維持身分，因

為身在一個「團體」中會免除這樣的需要，即他們的社會角色會由老師對待他們的方式及團體行為所表述。

有些人很樂意向學生展現自信，有些人則懼怕這樣的表演。瑜伽老師使用的一些解決方案，容易招來嘲笑，這些方案已成為流行娛樂及瑜伽社群本身的喜劇主題。不專注、淚眼汪汪、偏向精神上的女性瑜伽修習者（yogini），與擁護靈性、沉迷於物質的被揭穿的騙子，都被視為幽默主題。從阿里斯托芬（Aristophanes）到莫里哀（Moliere）再到今日，你可以看到人們在模糊易受騙的虔誠，或虛偽虔誠的喜劇中找到樂趣。這種幽默的一部分，是對這些角色的做作之讚賞。然而，在「真實生活（real life）」中，我們總是設法在他人面前擺出可接受的樣貌，人們在銀行經理與酒吧朋友面前的穿著與行為不同，而且很清楚依據這些環境，自己希望投射的人物誌為何。

當你在面對新奇的狀況時，你假設的人物誌仍會被期待與你的性格一致；不過，為了應付初次教導瑜伽的壓力，有些人會誇張模仿刻板印象，這就像一個掩蓋他們焦慮的安全網。儘管這是可以理解的，但誇張模仿無法持續，畢竟過於平面，也不夠誠實。此外，告訴害羞或有自我意識的老師、學生「做你自己就好（just be yourself）」同樣也是有困難的，只要你覺察到自己，就會有自我意識，且無法向他人的外部刺激強烈回應。在受家長、老師與社交互動的制約下，人們會學習到某些「誠實」的反應是不適當的，比如當你對寵物的死亡表現出「太大」的情緒反應，或是對不平等的文化嘲諷表現「太少」等，因此人們會開始偽裝，以做出他人可接受的反應。

你表達「個性」的方式，會受到外部狀況、現有的內在現實、你使用的「道具」所影響。你可以透過臉部表情、肢體動作、口頭或非口頭溝通來表達個性，或是藉回應他人反應來表現。有些操作在直接控制之下，有些則自發性地演化，學生會選擇設定社交互動的傾向。「穿著」是表現的其中一個層面，「也是大多數人類以此為樂的事情。你的外貌會做出你的自我表述，即你的社交地位、品味、收入等。……人們會透過穿著來表達自我」（Gick 1997, 120-121）。為瑜伽工作室穿著打扮時，老師和學生都希望以能使他們在各自角色中獲得成功且符合他們個性的方法來展示自己。服裝或其他行為舉止，可以有創意地操作身分表達，但它們都可能因其他膚淺的符號，在最終被用完即丟或輕易改變。在生死攸關的情況下，個性的外表裝飾並不重要，不管是細高跟鞋或看似無憂的酷炫態度，它的短暫存在都很容易逝去。我們用來證明自我的「道具」為他人所「接受」，因為大家都知道這些道具是用來提供釐清與結構，使社交環境中的互動更容易，而非個性中必備的部分。例如，假設一位學生被認為在課堂上受了嚴重的傷，那麼老師的角色就是有秩序地行動，並有效率地處理危機，確保受傷學生的安全與班上的尊重，不論他們選擇的教學人物誌為何。老師可在維持必要事物的同時，去除多餘的，使自己有能力專注釐清行動，而不受人物誌的樣貌所阻礙。

自信（Self-Assurance）與自信心（Self-Confidence）

當你覺得穿著符合工作室內角色的服裝時，可增加你的自信；但當你進入緊張狀態時，這些準備就比較沒什麼助益了，因為自信與自信心有其

差別。老師可能對其知識有自信，但仍缺乏傳達令人信服資訊的自信心。若你在成長過程中，始終認為女性在知識或物理能力上不應優於男性，那麼這可能會對知識傳遞的方式或學習展示造成影響，這使女性老師在給予批評時會感到抱歉，或男性學生在接受批評會感到挫折跟脆弱。這些不安全感是他們警覺或阻礙的一種展現，也就是專注在社交關係而非瑜伽研究的崩壞。

▍面具與催眠狀態

　　基思・約翰斯通（Keith Johnstone）認為「臉」會成為面具，即「我們的臉部會在年齡增長、肌肉縮短下『固定』，但你可以看到，即使是非常年輕的人，也會選擇表現出粗暴、愚蠢或蔑視的樣貌（為什麼大家都希望看起來很愚蠢？因為這樣你的老師就不會對你抱太大期待）」（Johnstone 1979, 150）。默劇的主要內容在於，表演者會假定有一個面具，讓他們能調皮地大搖大擺，但當他們發現無法移除這個面具時，悲劇就隨之而來，他們成為了當初只是演出的樣貌，而該樣貌並非其「真實感覺」的表達。這理想化地描繪出我們「假設角色」的風險，但卻忽略了其適當的可利用性。尊重或傲慢、幽默或表情嚴肅的策略，都是以生活經驗的自信來假設，這些策略可良好應用在個人身上，但它們未必能在「傳遞的資訊」中展現出自信心。儘管「面具」一詞對我們從瑜伽老師與學生身上觀察到的行為來說，可能太過強烈，但它在許多領域中都可進行適當描述。我們可在異教崇拜或劇場裡看到顯著的好面具（各式各樣的人戴上它，都會呈現一致的行為）。面具的角色是受到其表演的團體允許，才能被發起與維持，這

個團體可能是巫毒儀式、嘉年華遊行、瑜伽工作室等。

我們太習慣這些個性的面具，以至於沒注意到。你會在瑜伽世界發現典型角色，而通常他們在「真實」世界不被接受的行為，在課堂上是被放任的。特立獨行的老師（通常為男性）自誇賣弄伎倆，確實可與義大利即興喜劇中的船長角色相提並論，這種傲慢對外部觀察者來說可能是有趣的，但在課堂上的人會以嚴肅態度看待。而老師因長期遲到或髒話連篇而呈現出漫不經心的態度，在工作室以外的環境可能被視為傲慢或冒犯，但在工作室環境中，則可能反被視為「酷」或「叛逆」。

瑜伽課程讓「正常」生活中被掩蓋的事情有機會發生。每個老師、學生、班級都會對瑜伽有所表述，因為它們是現實內容的一部分。這代表，無論我們如何建構老師／學生個性／角色，我們有時仍會做出一般「被禁止」的行為，有時這些會如同暴怒般顯著，但有些則像揚起眉毛般不太明顯。自發地處理物理上較為困難的內容，會暴露情緒與心靈上脆弱的領域，但課堂內容並非奠基在個性上及它與內在感覺的衝突，而是以瑜伽為基礎，不管學生（或老師）表現出的努力結果為何，都是「正常的」。角色是一種潤滑劑，使參與者能夠輕鬆進入和退出那些潛在壓力大但極具力量的體驗。瑜伽課程使用的姿勢、排序，甚至文字在其內容中都是模稜兩可的，即它們實為其它經驗的媒介。當老師不相信經驗內容的重要性時，其角色就顯得像偽造的，而這種角色的自信心會在經過該經驗後得到。

▌狀態展示與力量

　　德斯蒙德・莫利（Desmond Morris）從理論上說明：「地位展示是一種支配等級的展現。在遠古時期，人們透過表現蠻力來達到支配……在現代人類社會中……肌肉的力量已被遺傳的力量、操縱的力量、創意的力量所取代」（Morris 1977, 121）。在當代瑜伽的社交展演中，支配會藉由物理才能、金融排行的展現、「與某人一起研究過」的繼承關聯，以及透過研究獲取的實際技能等展示出來。

　　由於靈活性特別受重視，那些透過解剖遺傳而擁有靈活性的人，往往會被授予更高的地位。這種屬性的地位會被不具彈性的人尊敬或忌妒，且被視為老師權威的競爭者。藉由認真刻苦的實踐而獲得的力量與耐力，也有增值效果，且可成為學生地位的來源。固定參加有經驗豐富的修習者，做「高階」姿勢的早晨班級，以及環遊世界（特別是到印度）與著名的老師一起研究等，都是值得慶祝的；創造出實踐的新奇風格之創新者，或被視為紀律代表性表述時，也值得尊敬。在瑜伽工作室與瑜伽社群中，權威與影響力會以許多方式歸屬及協商。

領地與個人空間

　　作為社會群體中的領域性生物，學生與老師之間的空間互動可以被理解為既具有部落性也具有個人性。某人會被賦予支配性的角色，並給予部落「方向」，而他們需義不容辭「帶來結果」，否則就可能被取代。在瑜伽

課堂中，老師是指定的領導者，且必須透過展現才能或知識來滿足該角色，盡全力促進班級的進步。人們會藉由控制空間來展現地位，而在工作室中建立領地是合作也是競爭。羅伯特・索摩（Robert Sommer）區分出個人空間（personal space）與領地（territory）：

> 「個人空間」的概念和「領地」可以數種方法區分，其中最重要的不同在於，個人空間是可攜帶的，而領地則相對靜止。動物或人類通常會畫下領地的界限，這樣相互都看得到，但個人空間的界限是無形的。個人空間的中心是其身體，而領地並沒有所謂的身體，通常領地的中心會是動物或人類的家。
>
> （Somer 1959, 247-260）

就邏輯來說，第一個進工作室的學生，應該會移動到離門口最遠的地方，這樣房間比較容易填滿人；但通常他們會選擇個人偏好的地方。下一個進來的人必須找到適合自己的地方，不過若位在離第一位太遠的地方，則可能會讓人覺得被冒犯；若太近，則又感覺太具侵略性。

而他們放置的位置傳達出這樣的訊息：「我支配我的領地，而你支配你的」。固定來上課的學生會認為，自己在工作室中享有較高的地位，因此他們可能會主張擁有某個空間（即使該空間已被佔據），甚至可能輕視「擅闖者」。不管在哪個空間，人們都會試圖佔據一個領地來維護他們的地位，甚至是需要妥協時也是一樣。

領地：墊子的權力

「墊子」已成為空間定義的重要特徵。表面上，它在描述每個學生的平等重要性時非常民主，即尺寸固定，而且彼此之間的空間也差不多。[2] 你可以運用各種策略來釐清（或強調）個人的重要性，你可將瑜伽道具、水瓶、衣服、首飾等，安排或分配在墊子周圍，這可拓展個人墊子空間的界限與表面區域。這些個人物品可加強安全感與地位，表述了學生在班級未明確說明的權勢等級（pecking order），並展示其社交理想狀態：「這是金屬、可再使用的水壺，而非塑膠」。而在地板上額外的外層衣物，則可能意味著「我不認為老師或工作室可讓我保持足夠溫暖」，或是「這只是件舊的運動衫，因為我運動時不穿貴的衣服」。儘管你可能不會意識到這些選項，但它們仍是一種訊號，且物品的放置也代表「不許他人對該空間的侵犯」。墊子的使用主要是功利主義的，品牌或風格即代表地位，而格外厚的黑色墊子，也會比小店家賣的墊子要來得有威信。如果工作室也有賣墊子，那麼購買的學生就會將自己認定為「老顧客（regulars）」而非「擅闖者（interlopers）」。

工作室內的墊子自選擺設，是人類合作行為一種引人注目的驗證，只要空間存在足夠比例的面積，且平等分配，衝突就會相對較少。非正式規定之所以存在，就是為了促進這樣的情形，好比墊子會以足夠空間成排擺設，這樣你的身體就不會闖入他人的空間，而成排的墊子必須都面向同樣的方向。墊子在空間上的擺設方式，對班級的社交活力有一定影響，有些班級會擺成圓形，有些則成排面對面，而這顯示對視可能帶來的問題。

TEACHING
CONTEMPORARY
YOGA

「深度對視」通常在非常親密或充滿敵意的情況下發生，而從對視移開可能代表屈服或輕視，或也可透過禮貌微笑與小小聳肩緩解。當墊子成排置放時，有種不成文的默契在於，墊子的前緣應該要在同一條線上。然而，在較擁擠的班級中，墊子需稍微錯開，才能避免彼此不小心碰到。儘管我們可輕易假設這種邏輯為前緣的「規則」，但有些人會視其為侵犯，好比「為什麼是我得移動？」而老師必須快速果斷地決定誰需要調整位置，改善這種情況，這是其主導地位如何促進班級社交結構的一個例子。

有些人會偏好在「無墊子」的狀況下做瑜伽，由於在工作室裡，這種情形不常見，因此可能被視為威脅，也就是這些人的空間無明顯限制，進而讓其他人對他們抱持困惑與懷疑。「如果他們破壞那個規定，是不是還會再破壞其它的？」若無墊子的人在瑜伽實踐中表現傑出，則會讓其他人也想嘗試「無墊」。若老師（教室內最具支配力的人）接受「無墊」，就等於再多了層鼓勵。德斯蒙德・莫利指出：「他或她在團體的地位愈高，他或她就愈容易被他人模仿」（Morris 1977, 19）。有些人會保留使用墊子，因為他們並沒有感覺到足夠值得嘗試這樣「大膽的」替代方案。這裡可能還會有其他因素，好比你可能很會流汗，並發現，在沒有墊子的情況下，缺少足夠的摩擦力。當男性脫下衣服練習時，也會有類似的狀況，若非常態，則也意味著對共享空間的他人之一種侵犯。

「領地」是動物當作獨佔儲存處的防禦空間，而「領地物種」是指「具備增加的固有驅動力，並捍衛獨佔資產」（Ardrey 1966, 1）。羅伯特・阿德里（Robert Ardrey）觀察到：「人是一種領地物種，而這項我們經常在動

物物種中觀察到的行為，也同樣是我們具備的特徵。」（Ardrey 1966, 1）他還提到：「擁有領地會加強所有者的力量……挑戰者幾乎總是被擊敗，而侵犯者遭驅逐……對侵犯者的約束十分明顯……讓我們不禁思考認為是否不存在……針對領地權的普遍認知。」（Ardrey 1966, 1）在瑜伽工作室內，身體受限（且有權）於某個領地的概念十分強烈，使有些學生會倉促行動，以確保自己的身體部位不會「離開（off）」墊子，即便這代表他們可能會做一些老師沒有指示的事情。[3]

　　墊子的領土空間很少需要主動防禦，因為在實踐期間，身體的個人空間探索佔首要位置。墊子給予了每個學生自己的「自家土地（home patch）」，即他們獨自佔有的空間，其他人不被鼓勵越界進入該空間，甚至支配教室的老師也只能暫時進入。踏上（或落在）他人的墊子上，是不被允許的，越線的人可能會成為謠言或其他責難的對象，甚至連老師在踏進學生的空間時也會小心謹慎，並在教室內走動時，避免該情況發生。儘管老師享有支配地位，但他們仍需尋求諒解以進入學生的領地，或以不會侵犯到他們空間的方式，給予矯正與輔助。老師會運用各種技巧來避免這些侵犯，例如，在學生面前彎腰或蹲低、在接近時眼神接觸，或尋求口頭上的許可，這樣一來，老師就能在維持支配的同時，也能尊重學生定義的界限。若做不到這件事，則會被認為是對界限的侵害。

▌個人空間

　　「個人空間」是自我在空間領域中靈活運作方式的概念，意即自己「不會感到受威脅」的空間，也是可稱之為「家」的空間。當你站在山頂或海邊，

可將那種寬闊感延伸到數英里之外，但當你在擠在地鐵車廂時，身體尺寸反而會縮小。當個人空間因他人侵入而縮減，你就必須做出調解，例如，你在地鐵車廂內的凝視點，可能會轉到某人的鞋子上，或是乘客頭上的廣告。如果因太擁擠而發生實際觸碰，則可能在低聲道歉後被忽略或迅速排解。在瑜伽課程中，其他學生也會以類似的情況被忽略，你只會將注意力放在自己墊子標出的領地內之身體或老師身上，這些動作被儀式化，因為它們代表帶來不適的狀況，甚至是可能的違反禁忌情形。例如，多排一起做「立姿前彎式」時，代表你可能會以近距離展示臀部，在該情況下，避開凝視以忽略該場面，是一種合適的「儀式」行為。這類無視侵犯的舉動，被命名為「認同儀式（recognition rituals）」（Goffman 1967；Hall 1973 等人），侵犯在其中不被承認，或被豁免。

不在預料之中且未經由儀式動作改善的越線行為，可能導致破壞（disruptive），甚至可能挑戰地位現狀。學生若做出不適當的行為，例如大遲到、課堂上講話、嘲笑他人的錯誤、自己當老師、不遵守老師指示、穿過度暴露的服裝，或侵犯工作室空間的神聖性等，都可能冒犯到他人情感或侵犯個人空間，而假如冒犯的重大程度已嚴重到需權威動作時，老師就必須快速處理這些行為。這可透過幽默或斥責達成，且需與老師的人物誌一致，除非該冒犯行為需要更嚴厲的限制。若為情緒波動的情況（例如，哭泣、爆笑、憤怒），則需由老師來掌控情境，而非其他學生。情緒回應會藉老師情境化，而越線的事件則會變成轉化或強力的經驗；若其他學生試圖藉同情或共同認同軟化影響，則該經驗可能會遭暗中破壞。這些親密的經驗，會在學生與旁觀者的個人空間被解析。

地位之爭（Dance of Status）中的領導

我們的志向、社交理想與關係，會在眼神移動、姿勢、手勢與言語（verbalisations）表現不斷變換的舞步中展現，而這種舞蹈會在邊界領地以及他者的個人空間邊界中產生。在瑜伽課程中，該舞蹈的領導者是老師，而每個學生都在該結構中展現自己的變化，老師會在該共享空間評估學生的動作，並推測學生意圖。聆聽老師話語的學生可能將重心轉到臀部、向後靠、看地板、像製造障礙般交叉雙臂，以及發出像「嗯（hmm）」的聲音，這代表他們不同意，或對老師所說的抱有質疑，或者他們可能只是覺得冷，都有可能，也可能上述皆非，但這些提示都會影響你對接下來發生的事情之判斷。老師可以透過向前靠、將頭轉向學生、講話更熱烈、比手畫腳等來回應，即透過移動身體與注意力到學生的「空間」，以強制性地強調自己的教學重點。

或者，他們也可以問，溫度是否需要提高，或像學生的僕人般謙遜地退到空調旁。意義會在社交互動中協調，並藉由手勢、言語在空間中溝通。在這些協商中，扮演低地位者跟高地位者一樣有成效，因為地位的呈現（風度〔demeanour〕）需要適當的社交回應（尊重〔deference〕）（Goffman 2009）。老師可能會透過假設一個恭敬的姿勢與聲調，來刻意降低地位，這可相對提高學生的地位。當老師讓自己處於謙卑位置（降低他們的地位）時，學生就有義務認知老師的慷慨以回應，若不這麼做，則會被視為反社會，且其他在團體的人可能會斥責他們；同時，老師也有正當理由重申公開的支配權力。內行的老師瞭解地位扮演的靈活性，且會在高／低地位之

間轉換，以配合狀況有效地維持控管，而這會在學生的默認之下完成。

教師的權威和學生在等級秩序中的地位，大部分是用空間來表達的，擁有空間最高支配的人，會排行較上面。某些看似十分微小、無意識的特質，會維護著尊重的範圍（circle of deference），好比某人站著時胸部凹下、脊椎彎曲，且手臂稍微向前放，他控制的空間就會比提高胸部、手臂置於側面並遠離身體的人少。用「交叉雙臂」來封閉身體，會限制你的空間支配（儘管這可能讓你覺得更有安全感，以及受到保護），它們會捍衛領地，但該情況無法讓你獲得更多領土。

學生可能使用眼神鎖定（the locking of eyes）來吸引老師的注意，這會強迫老師回應（reciprocate〔代表親密〕）或凝視他處（地板或中距離），來顯示「正在聆聽」。雖然這是由低地位者發起的，但這類一般來回的干擾，代表（或需要）更高的親密度，而且顯然提高了該學生相對其他人的地位（可能產生怨恨）。要求老師的注意，其實是一種對老師尊重範圍的侵犯，而群體內的個人之間，有無數種地位協商的方式。

身體暴露的程度，也是另一種實踐環境下競爭地位的方式。老師因著其支配，設立了身體暴露或隱藏的方式與程度。服裝是一種身體裝飾，但在瑜伽中（其他地方也一樣），它也具配更多實際功能，即流動與適當的覆蓋。

雖然我們通常需要某種程度的端莊，但有時不熟悉工作室服裝或想主

張自己支配力的學生，會穿著不適當的衣物（或不穿），其中可能有多種形式，像是學生會穿暴露或賣弄的服裝以吸引注意力，或是穿著太過寬鬆或透明，或甚至穿著鞋子進入工作室而侵犯神聖性。學生也可能模仿老師的穿著，以尋求增加地位，像是服裝或飾品等（馬拉念珠、神聖珠寶，或更恆久的身體修飾，如紋身或耳洞）。不管是作為指導的實際目的或地位展示，老師都被賦予展露身體的特權，而他人不行，這也同時強調出他們相對完美的身體，若課堂上的學生模仿這樣的行為，即明顯在提高自己的地位。當老師是男性，而且在教學時不穿衣服，這會給予課堂上其他男性類似的機會來提高其地位，但這樣可能會引起女性學生的反感。老師的角色在於，控管這些潛在衝突的範圍，如此才能將注意力維持在瑜伽實踐上，而非不可避免的地位之爭。

▋ 學生：跟隨領導

學生的角色是習得的。該角色在實踐環境中會產生變化，但同時也有共通點。學生的地位比老師低，而且會做出相應行為來表示尊敬，以及接受自己的角色。學生根據其地位，同時擁有動力與責任，而老師的責任在於，以清晰與可接受的方式呈現資訊，而學生則有責任學習。當與老師的指導有關時，學生也有責任進行批判性接受，並對自己的實踐負責。例如，當老師指導說：「如果你不能做好呼吸，就先不要做之後的動作」，則學生就必須遵從該建議，而非強推自己越過老師已清楚訂下的限制。

學生有時會藉「主張」來挑戰老師的權威。由於表演的彈性、力量、

能力可能在工作室情境中增值，物理上熟練的學生，可能會錯誤認定優越的體型條件代表知識（與地位）。

　　身體條件優越的學生，會試圖在課堂上教導其他學生或「以自己的方式」做事，這與老師提供的指導相違背；他們也會忽視課堂中針對群體給予的更正或指導，或是預測接下來要做的事，並獨自前進。另一個挑戰老師的，可能是透過「問題」來做出「陳述」，學生會藉這些來表述自己的意見：「我一直被說要……」或「這樣……是對的嗎？」或「但是我一直都是這樣做的」。許多問題其實都是為了要提升學生的地位等級，而非尋求資訊，這並非刻意破壞老師權威，而是為了透過展現自己的知識或經驗來尋求驗證。在課堂情境中，學生真心卻沒完沒了的提問，可能會阻礙到老師的訊息，並讓其他學生感到挫折；在該情況下，老師必須立即擺脫妨礙的學生。在私下的對話中，老師也可能花更多時間回答學生無數個沒有義務回答的問題；認為自己跟指導者在工作室環境之外是朋友的同輩者，可能還會嘗試輔助他們。但實際上，老師應該是課堂上唯一一個指導的人，而其他試圖輔助的人，都有在工作室破壞地位關係的風險。在課堂上，老師或有抱負的老師若不尊重指導者，是不恰當地，這類挑戰很不尊重人，且無法塑造適當的學生行為。

　　老師對「學生」角色的展現來說，是重要的模範。有些模範（role modelling）策略有風險，因為可能威脅到老師維護權威，但若能合理控管，則有其成效。在另一位老師的課堂上，與學生一起練習（冒著失敗的風險）的老師鼓勵實驗、堅持和謙遜，若一名老師無法與較低（或同等）地位的

指導者一起練習，可能會伴隨失去地位的風險。當老師跟一名身為專家的客座老師一起練習，他塑造了一種對更高地位的個人表達尊重之方式。而鼓勵學生探索實踐形式，並暫時呈現出自己方式的老師，強調了參與實踐與區分的必要性，而非依靠老師找到肯定或資訊，這賦予學生權力做出健康又有智慧的抉擇。在學生成為熟練的修習者之前，不應該鼓勵他們成為老師，這會讓他們對地位與角色之間的分別感到困惑。

如果「每個人都可以是老師」，那麼學生該如何理解老師掌握的知識與權威，且判斷是否值得尊重？

處理這些狀況，是一種棘手的地位之爭，因為每個人的參與都應該獲得驗證。老師應該迅速減少干擾、避免衝突升級，並允許學生繼續學習。能從民主上運作的空間，實際上是一種「共享的幻想」。老師是教室內唯一一個該負責任的人，而且必須負責每個學生的安全與健康。

▌部落成員

人類是社交性的存在，而且會尋求社交連結。而社交團體會從宏觀層面（macrolevel，好比產業與職業組織，如瑜伽聯盟、IYNA〔Iyengar Yoga National Association，艾揚格瑜伽國家協會〕與 IAYT〔國際瑜伽療癒師協會〕），以及微觀層面（microlevel，好比工作室或僧伽）上發揮作用。「社群」在瑜伽世界的重要性非常強大，這使它被親切地描述為「部落（tribe）」。部族忠誠（tribalism）強調關係緊密與其功能性角色，但如

同各類型的政治組織（部落即為一種），[4] 它們的主要角色是執行社會控制，並在衝突升起時解決；換句話說，部落有權威與可對團體執行類似的支配力。老師的權威由部落賦予（透過證照、會員、其他驗證模式），也能被其剝奪，即使是先驅，部落的身分仍超越老師個人（好比約翰·弗林德〔John Friend〕之於安努薩拉瑜伽〔Anusara Yoga〕、阿姆里特·德賽〔Amrit Desai〕之於克里帕魯瑜伽〔Kripalu Yoga〕、畢克藍·柯得立〔Bikram Choudhury〕之於畢克藍瑜伽〔Bikram Yoga〕）。工作室決定了許多組織與控制行為的規則，像是教室的溫度、墊子放置位置、課程時間長度、適當服裝、社交禮儀等，這些都被部落成員同意並執行。

部落因著其平等主義道德規範，會傾向不穩、內部分裂、流動，因為他們需要普遍的團體共識。他們的領導者是暫時的，而這些人的權威與影響力，會根據團體內的聲譽增加或減少。事實上，部落會負責其成員大部分的秩序維護。

「渴望歸屬感」允許部落透過非正式手段（而非正式法律或限制）來影響成員接受某些信仰和行為（Brown、McIlwraith、Tubelle de González 2020 152-160），這代表根據展示與內部聯盟培養，其中有某種持續且堅定的地位展演，而這在無部落身分的組織中，可能較不顯著。當部落身分強大時，它會促進團體的忠誠，並創造對它的依賴。部落提供忠誠、支持、關心、友情給它的成員，而這經常帶來情緒上的激烈波動。個人的身分與地位，會透過他們在部落的成員資格（membership）來驗證，當部落內產生衝突、協商失敗、無法達到共識時，部落可能會分裂，並送走意見不合的成

員，讓他們建立自己的部落實體。

當這種成員資格伴隨「歸屬」（成為部落的一分子）的必要性時，加入工作室可能使人困惑，因為這種忠誠與實際的瑜伽實踐沒有太大關係。小小的不合或失望，從個人角度來看，感覺像對信任的背叛或侵犯，這是基於你對部落身分的投資，以及隨其而來的情緒風險。地位之爭、部落內自我的適當定位需求等，會鼓勵已特別投資關係的學生，去維持與老師或其他部落成員之間的（之後可能會被定義成）受害情形（abusive situations）。當成員深度投資時，他們可能會覺得沒有團體的話，自己「什麼都不是」，而促使持續的依賴，這與促使學生超越老師、從老師身邊獨立等教學目標相違背。一般來說，老師會努力透過知識汲取，去提高學生的地位，若成功，他們也提高了自身的地位。理想上，老師與學生的角色，會在工作室內以對雙方有利的方式調整行為，以促進瑜伽研究，而非上演一場社交戲劇。

流動瑜伽與體位作為隱喻

許多工作室需在環境層面推行限制，好比墊子界限、說話規則、行為規定、適當地位協商等。但在像「拜日式」等對自然、超自然的古老祈求表現中，[5] 你可以儀式性地越過這些界限，並體驗「自由」與解放感。

流動瑜伽的範圍可從極度擴張、宏偉，再到物理上最低形式的屈尊，就像你會從站立的高拱向下做成前彎，再到跪拜。你會將自己暴露、投射

TEACHING
CONTEMPORARY
YOGA

到現實的宏偉中，同時卻也在其面前表現謙遜。該過程的真實相對界限是由你自己決定，這是你自己強加給自己的界限，而這些界限會減少你自己理解自然本質的能力，因為它們限制了其定義。墊子的界限即是類似的限制領地，墊子是自我強加限制的一種樣貌，且可能從心理上限制學生的野心，畢竟他們的意圖被墊子與其環境限制逗留。

　　其他自我歸屬（self-ascribed）界限，則透過身分標籤限制了自我概念。身分標誌如種族、性別、年齡、社會地位、身障等，都會限制一個人的潛力，好比人們或許會認為「我不可能做出倒立」、「我是從視覺上學習」、「我太胖了」等，這些都是人為的解釋，也是用來提出人類經驗多樣性與複雜性的文化結構。在體位實踐中，藉由身體、思維近似靜止的狀態，你可以尋求體驗純粹意識的必要性，即假定的宇宙不變基礎，以從小觀大。另一方面，流動瑜伽則邀請瑜伽修習者向外拓展，以參與探索不斷變化的無限過程。瑜伽課程會鼓勵思維探索其最遠之處，但人們仍然會強加不必要的限制在自己身上，好比「我做不到，我的身體限制了我的思維，而我的思維限制了我的身體」，而非「我的思維可超越感官領會現實的限制」。

觸碰的意義與重要性

　　觸碰是人類溝通的一種方式。觸碰可傳遞豐富的資訊，而且絕不會毫無意義，也因此，老師有責任在觸碰時，具備特定、清晰的意圖。觸碰絕不該是無謂的，也不該有任何目的，而應是為實踐而清楚地溝通指導。關懷的觸碰與按摩，並非教學層面，卻表達了一種師生間不同的關係，而這可

能會被誤解，或使他們之間適當的界限變得模糊。

　　瑜伽實踐資訊相關的溝通以外之觸碰，沒必要，也不適當。

　　觸碰是一種基本的人類需求，而且對人類發展有其必要（（Carissa、Cascio、Moore、McGlone 2020）。我們可以將觸碰理解為在兩種不同的神經子系統（neurological subsystems）內運作──情動觸碰（affective touch）、鑑別性觸碰（discriminative touch）。「鑑別性觸碰」如同字面上意義，代表單純從感受體（receptors）傳送資訊到大腦，而大腦會定義被感受的「東西」；而「情動觸碰」則需解析他人碰觸的意義，該範圍可能「從極大享受的歡愉，到極端的不愉快」，而且會在其與「情境、性別與性、文化，以及其他個人、社會與社會因素等分不開的連結」之下，變得更加複雜（Ellingsen、Leknes、Løseth、Wessberg、Olausson 2016）。其中有兩種主要的情境因素──第一個是交換中的搭檔（「誰」在傳遞觸碰），第二個則是觸覺刺激後的意圖（「為什麼」要傳遞）。觸碰是人際之間的，也就是說它會在彼此有關係的人之間傳達，不管它是親密的、長期的關係，或較為淺薄的關係都有可能。在親密的搭檔之間，情動觸碰是很強大的，一個關係所感知到的親密度愈高，觸碰所帶來的意義就愈強烈。觸碰會以許多重要且強力的方式運作，人類會藉由觸碰尋求喜愛、表達情緒、創造社交連結、溝通需求、表現舒適或同理心，以及建立與維持社交階級（social hierarchies）。當你被觸碰時，大腦的特定區域會被啟動，進而影響思考過程、回應及生理反應。大腦掃描研究顯示，情動觸碰會啟動眼窩額葉皮質（orbitofrontal cortex），即一種與學習、制定決策、情緒、社交行為等相關

的大腦部位（Morrison、Löken、Olausson 2010）；換句話說，觸碰可以實際促進學習過程。因此，若有些學生在上課時渴望觸碰，其實是很自然的，假設在工作室環境外缺乏該類觸碰，則渴望的情形可能加劇。老師必須意識到學生渴望或避免與自己觸碰的原因，並確保他們自己給予物理矯正的動機如同其他所有教學層面，皆為清晰、謹慎、有目的的。

老師可透過觸碰獲得大量有關學生的資訊。這些資訊可讓你領會學生的心靈與情緒狀態，並更能瞭解學生的身體，即它會在哪裡呈現不穩、如何移動，或是否有不必要的緊繃。

老師藉由觸碰，從學生身上學到的是個人的也是私人的，你不應該將之與他人分享，而該資訊也只能用在瑜伽教學上。針對學生情緒狀態的推測，並不等於讓一名瑜伽老師有治療師的資格，也不應該希望使清楚定義老師與學色角色的界限模糊掉，角色困惑的結果可能導致老師與學生之間的誤解。沒有意識到觸碰重要性的老師，在給予物理矯正時，會有其風險。

不適當的觸碰，通常在一開始的意圖是好的。有些老師認為，必須要觸碰教室裡的每個人，因為他們相信這會傳達對學生的關懷，只要該關懷是透過教學傳遞，那麼這個矯正理由就是完美適當的。當老師修正學生，並在實踐中輔助他們，本質上就是一種關懷的表現，也不再需要其它的觸碰形式。老師一定要意識到──觸碰並非總是受歡迎的，而且並非總是適當。為了減少錯誤溝通的情形，老師可以應用許多「認同儀式」，他們會蹲低到與學生相同水平，並透過降低自己的地位，讓學生更容易接受或拒

絕老師的觸碰；當老師接近時，可用一種更柔和的聲調，先行表達歉意，或緩慢地進行矯正。這些策略都可減少接下來侵入個人空間的威脅感，或是讓學生有機會徹底拒絕。當老師在矯正學生時，必須避免直接的眼神接觸，並將頭轉開，這樣就不會對著學生呼吸，而且需避免以任何不必要的方式觸碰學生身體，同時避開用自己的胸部或生殖器官區域，作為碰觸的媒介。觸碰所製造出來的正向／負面影響，會根據發生時的情境而定，觸碰若在促進學生學習的教學情境中表現，將可達到期望的效果。

觸碰是一種權威的符號，而觸碰的權利是老師的特權，老師可能會將這個權利延伸到要求學生觸碰彼此（搭檔運作、彼此支持）。當老師賦予學生觸碰的權利時，他們一定得確信，該觸碰是彼此樂意且對每個人都適當的；畢竟有些人可能不希望被其他學生觸碰，而且可能對參與這種身體互動，頗感壓力。有時學生會尋求老師的注意，他們渴望透過觸碰獲得舒適、同理或與老師的連結。

儘管學生對這類安撫的需要是合理的，但老師在指導時，必須盡可能避免不必要的接觸。無故、模糊、過度注意的碰觸，會導致老師在其他學生眼中失去權威，也可能讓他們誤解學生／老師關係的本質。學生與老師的角色，必須維持區別且定義清晰。

肉體支配

肉體支配（somatic dominance）這個用語最近在瑜伽教學中被大量探

討，而且通常帶有貶義。不管是外在還是內在意涵，它都代表老師做錯的某些行為——老師不適當地運用他們的地位，去增加針對學生過於親密的身體、情緒、想像與／或智慧上的支配。其中有兩個關鍵概念——「肉體（somatic）」與「支配（dominance）」；雖然人的確可能用許多方法傷害或佔學生便宜，但肉體支配與控制學生的身體有關。而老師的身體可能會被運用來作為支配的手段，例如，老師會強迫某人做某個身體姿勢，並透過這種矯正（身體或心靈）傷害他們，或是斥責某人的物理技能，並強迫他們傷害自己。不管怎麼說，現代姿勢瑜伽是一種肉體實踐，因此不可避免地，老師在某種程度上會藉著「指導」去支配學生的身體。逃避構成不適當或濫用支配（abusive dominance）的事物是有問題的，[6]因此，老師有義務在更正與引導學生實踐時，維持清晰與謹慎。如果老師是以理論與方法為基礎，讓實踐的結果清清楚楚，學生就比較能評估指導時更正的合理性。執行適當移動或形式（姿勢）的技巧，會支持這些結果，並釐清為何給予該指導。這樣的釐清可減少可能使不適當或濫用支配產生的模糊地帶，或對更正意圖的誤解。

老師的權威會經由他們對瑜伽的專業知識，以及透過教學有效傳達該知識的能力而證實。觀察、分析與溝通技能，都能表達這種權威。

有經驗的老師具備遠見，以發展目標、策略來完成上述內容。他們會為自己設立標準與有抱負的目標，他們為自己和學生，設定了現實、可實現的標準和雄心勃勃的目標，他們的修正，旨在使這些標準得以實現。儘管如此，老師並非「完美的」個人，他們也會展現出惱怒、失去耐心、憤怒、

冷漠，甚至是吸引力等樣貌，當這些情形發生時，老師會認知到自己的失誤，並重新建立適當的關係，這樣才能繼續指導。如果老師被期待是「溫和」、「熱情」、「不評斷」的，那麼當他們與自己的人物誌特質產生衝突時，其更正與批評就可能被視為辱罵或不適當。

在瑜伽中，學生通常處於較弱勢的位置，他們可能會閉上雙眼，或是以攤屍式躺在地上，也可能讓身體較脆弱（或私密）的部位「暴露」在課堂上。當老師進入他們的個人空間，學生會築起小小高牆，有時他們必須順從老師的觸碰／存在，而老師必須小心察覺到這些情形，並尊重學生的弱勢地位。當你正確執行時，便可能建立學生對老師的高度信任，這份信任若建立，則會成為強力的動機，但這仍是片面的，即學生是弱勢、暴露、信任的，老師則不然。

部分著名瑜伽修習者被指控的不當行為，已成為眾人關注的話題，這些不當行為已屢見不鮮，也不僅限於瑜伽。有些人會以不適當或甚至濫用的方式利用他們的地位權力。當大師遭到詆毀與驅逐時，這些系統會變成什麼樣子？這些「背叛」真相使整體紀律遭到審查，大眾也呼籲懲罰被視為越界的人。儘管人們強烈認知到越界行為，卻沒有清楚使人原諒的路徑，或是賠償或和解的計畫。越界行為產生時，修習者會決定該系統是否能在創始者名譽受損後存活下來，或者他們遵循的是否是該實踐的化身（personification）；他們是否要堅持該系統？還是為了一個較未被抹黑的研究課程而將它摒棄？如同以往，這對瑜伽來說仍是一個持續困難的挑戰，而且需要超越涉及該產業本身文化弱點的審查。

現代瑜伽被批判為菁英企業。人們已提出介入來糾正這種不平等的接近性，並提供免費課程、製作特別計畫等（受傷戰士〔Wounded Warriors〕、黑色瑜伽聯合組織〔Black Yoga Collective〕、完全身體瑜伽〔Full Body Yoga〕、跨性別酷兒瑜伽〔Trans Queer Yoga〕、正義公平瑜伽〔Justice and Equality Yoga〕），提供一個讓曾被排除在外的人受到歡迎的空間。

　　除了讓瑜伽更具接近性之外，這些貢獻也「讓人進門（get people in the door）」。在一開始可能不會帶來收入，但它是一種宣傳工作室（或老師）的方式，並強調出工作室的招牌與其代表意義。最終，工作室的目標是超越這些各自的貢獻，並將不同學生整合進課程，而瑜伽研究在這些課程中成為共享的事業。你會面臨的挑戰包括：克服根深蒂固的文化分歧，以及發展出所有人都感到舒適的空間。這某種程度上對老師來說是個難題，因為他們必須先瞭解自己的偏見，再認知到學生是前來學習的，而且應作為個體被尊重。物理瑜伽是一種具延展性、有彈性的實踐，因此老師與參與者必須檢視其表演在什麼樣的方式下有效，以處理社交、政治、精神上的挑戰。不管瑜伽是否涉及任何或所有這些挑戰，它們都未必位在瑜伽職權之外。物理瑜伽必須宣導自我的強烈感與持續地檢視，但這應該是私人且個人的奮鬥過程。老師可以促進學習的自我探索與自我調節（self-regulation）過程，但無法支配。若瑜伽要成功地達到可接近性，有鑑於社會地方的不平等，它必須先認知到這些分歧並嘗試克服。你可以專注實踐，並處理以下事項：（1）瑜伽受社會中相同偏好與信念控制；（2）瑜伽歷史也存在不公；（3）當不適當的歧視發生時，可能是老師或實踐系統怠

忽職守；（4）個人身分是流動的、有細微差異的，而特別課程是一種在初期鼓勵參與的方式。

自迦毘羅與前蘇格拉底時期以來，一直存在著「如何在保留整體概念的情況下，解釋世上顯著多樣性」等的哲學問題，該難題尤其與當代瑜伽有關，而且它試圖將文化、社會差異視為尊重多樣性與共通性的無盡過程。老師是否可能追尋引導至不變之地的哲學，或是透過瑜伽實踐擁抱現實持續的不確定性？若能將經驗的優先順序放在信條之前，則較有可能成功。

邊界與界限

瑜伽課程與教學行為，是協商過的經驗，該即興執行的界限是心照不宣卻清晰的。理想上，老師會自由給予知識，而學生接受批判性評估（critical evaluation）。老師可自由與課堂上的任何人談話，而學生不會介入他人的學習。老師會建立在課堂上達到目標的模式，同時學生會同意盡力嘗試；老師會建立禮儀標準，而學生則遵守這些標準。老師跟學生都會透過將個人生活的外部情形留在他處，來避免玷汙課堂場合；學生不會對自己過度關注，只詢問老師能回答的問題，當老師不清楚問題的答案，則給予承認並負起責任研究以找出該資訊，或要求學生做該研究。若老師跟學生都呈現出錯誤行為，則皆在承認後，於不記恨的情況下前進。就現實而言，這些理想的界限會受到輕微侵犯，人們會掩蓋輕微的過失，因為大家都理解，執著於這些事情只會阻礙學習過程；然而，有時問題不在此，而是這些失敗可能會帶來幻滅或背叛的感覺。

這種幻滅有時是課堂外發生的事所導致的結果，對老師的幻滅，可能因老師角色被描繪、解析的方式脫節而產生。若有個老師認定自己的角色是精神上協調的素食主義者，卻在吵雜的牛排館遇到學生（不管什麼原因），那應該可以預料到其反應可能從開心到失望都有；如果老師在課堂上的角色是某種純粹的典範，那等於為自己設立了難以維持的困難標準。該情形類似「獨行俠（maverick）」，即你對反傳統信仰的擁護，讓學生可自由地在課堂上抱持同樣信念，但在需要秩序與禮儀時，可能會產生問題。高地位專業會伴隨著個人與專業生活一致的期待，當答案為否時，就可能產生幻滅。

　　老師有權威，也因此，學生會有不同程度的信任。而他們的權力是以社會與文化權威的蒐集為基礎。同時，擁有文化與社會權威的老師，將能受到最高的敬重。

　　社會權威透過社會中正式的制度授予，並歸屬於當代瑜伽的驗證系統（不管這些是從紀律而來，或是透過一個註冊的組織〔如瑜伽聯盟〕而被認知），這種正式的權威也可能透過「世系」（出生或作為門徒）獲得，因為對作為他人的老師來說，其重要性在於地位標誌。文化權威（Cultural authority）或影響力是透過聲譽增加，它不同於社會權威，主要是一種學生對老師信任的衡量方式，而這個評估通常會根據結果而定。未獲驗證的老師，可能享有極高的知名度和較高的文化權威；一位擁有許多證書的教師可能缺乏文化權威，因此也缺乏學生的尊重。社會權威相對穩定，文化權威則容易快速失去或取得，但在實際層面上更為重要，例如，失去人氣的

老師也會失去他們的權威，但不一定失去他們的社會權威，而如果沒有影響力，他們的資格證明、協會、成就等，也無法給予他們地位或權力。「維持文化權威」對成功的教學來說是首要事務，沒有它的話，多少證明都是無用的。

注釋

1. 若要瞭解情緒與文化關係之間完整、有趣的討論，請見 Geertz（1973）、Rosaldo（1973、1980）及 Boellstorff 與 Lindquist（2006）。
2. 上課時，攜帶明顯過大或圓墊的學生，經常遭致厭惡，因為他們被視為佔據過多空間，影響他人權益。
3. 有些瑜伽工作室有「類墊子」的地板覆蓋整個空間，提供可接受程度的摩擦力與緩衝，不過還是有學生比較偏好使用墊子，因為他們認為在墊子領地中的自家空間較有安全感。
4. 人類學家提出四種基本政治組織：遊群（Bands）與部落（Tribes〔具相對平等主義價值〕）以及酋邦（Chiefdoms）與國家（States〔可以逐漸增加的階級關係為例〕）。選擇使用「部落」一詞，反映出了瑜伽社群中的平等主義價值。
5. 我們熟知的「拜日式」其實是相對近期的發明，而祈禱中崇拜太陽的實踐，自原始時代即存在。
6. 不適當的肉體支配及其他濫用形式可能源自老師／學生關係中的權力不均。每個涉及濫用的獨特案例有許多展演因素。而老師因位於權威的特權位置，可說是這些違規行為的負責人。因此不論狀況如何，老師應在自己與學生之間維持清晰的界限，當這些界限存在時，老師就可要求學生參與瑜伽探索的必要風險。

附錄 6：反映與實驗

　　社交互動中的地位與角色操作無所不在，人們會以諸多方法表達支配、順從，尤其

大多數人會建立領地，並同時使用高低地位策略來操縱他人。作為一個專業的老師，你會建立並維持與學生及同事之間的適當界限，以專注在瑜伽課程的內容。創造界限與理解地位展演，可讓你更好練習教室管理，並以權威表達想法，同時除去互動中的「戲劇性（drama）」。你也必須避免讓你與你的學生落入不適當的關係與互動。

6-1 不適當的矯正

「觸碰」具有文化含義，而且是溝通資訊的直接方式。當你將觸碰用在矯正形式的指導時，其內在意義會改變。為了具備教育性、解釋性，矯正與輔助必須清晰分明，模糊地帶可能導致碰觸的解析生變。物理更正也會有弄傷學生的風險，因此必須在有智慧與照護的情況下給予。

你會如何描述不適當的矯正？當你受到不適當的矯正時，會如何回應？你該如何回應認為你給予不適當矯正的學生？你對你的矯正安全程度有信心嗎？你怎麼知道你的矯正有效？你會使用什麼技巧來確保釐清你的物理更正？你會如何「判斷」可從有益的角度跨越正常界限？當界限重新建立時，接受你觸摸者的感受如何？

6-2 形塑行為

由於老師具高地位，他們在形塑適當行為時，能以身作則。好比你接待客座教師或參與其他課程時，會感謝老師的矯正與更正。

透過這個儀式行為，老師會塑造出創造與維持界限的方式，並展現適當的敬意。老師應呈現適當的穿著、演說、行為舉止，以塑造專業素養；老師會事前備課，並為學生塑造具職業道德的盡責精神。

當你在選擇教學的瑜伽時，會考量什麼？你會在學生面前練習嗎？你認為在課堂指導時，什麼樣的語言是不適當的？你會如何對待其他瑜伽專家，或是從其他工作室／領域來的學生？你是否總是在課前備好課，還是你會問學生的意見？準時開始與結束，對你的學生而言是否重要？你認為你的行為對作為學生榜樣而言的重要性為何？

6-3 認知偏好

認知到你的偏好，是困難但卻必要的，而將該意識套用到你的教學上，可能會更有挑戰性。老師若在意識到個人差異的情況下，仍能努力同樣敬重每個人，就代表該老師是有效的。逃避並非中立，也不代表你一視同仁。以下的問題意味著內省與個人行為的觀察。

你是否發現，你會逃避矯正或更正哪種身體？你會比較注意哪種身體？這顯示出你的哪些固有偏好？你該如何發展出對身體的好奇心，而且並非只是典型瑜伽修

習者，而是對所有身體產生好奇心？這會如何幫助你以尊敬的心對待所有身體？

6-4 可能事件——你是否具「彈性地位」？

以下可能事件並無「正確」答案，在該情況下的反應通常是自發的，且難以有常規的解決方案。然而，類似的協商可能性，能幫助人們更理解彼此，並有助於緩解衝動帶來的後果。主要目標在於將內容引導至瑜伽課程，並遠離社交互動的易變性。一個高地位的老師會如何處理以下狀況？低地位的老師呢？你該如何操作地位，以回應這些可能事件，進而改善各個情況？

- 一群學生將他們的墊子集體放在房間的一邊，並在課堂正要開始前聊天。
- 學生斷然拒絕你的更正或指導（高地位挑戰）。
- 學生躲在角落，或停留在嬰兒式（child's pose）來躲避你的指導（低地位挑戰）。
- 非正式且不受歡迎的助教，正在課堂上給予指導。
- 學生被隔壁上課的噪音干擾。
- 你正在戶外上課，而有一群男性經過，並開始吹口哨騷擾。
- 學生在課前／課後佔用你的時間。
- 比你進行更高階實踐的學生需要更正。
- 學生受雄心壯志驅使達到某個姿勢，所以忽略你的技巧建議（好比踢腳倒立）。
- 學生穿著太過「暴露」的不適當服裝。

參考文獻

- Ardrey, Robert. *The territorial imperative: a personal inquiry into the animal origins of property and nations*. London: Collins, 1966.
- Boellstorff, T. and J. Lindquist. "Bodies of emotion: rethinking culture and emotion through Southeast Asia." *Ethnos*, vol. 69, no. 4（August, 2006）: 437-444.
- Brown, Nina, Thomas McIlwraith, and Laura Tubelle de González. *Perspectives: an open introduction to cultural anthropology*. Arlington: American Anthropological Association, 2020.
- Carissa, J., C. Cascio, David Moore, and Francis McGlone. "Social touch and human development." Cognitive Neuroscience. Accessed 14 August, 2020. doi: 10.1016/j.dcn.2018.04.009.

TEACHING
CONTEMPORARY
YOGA

- Ellingsen, D-M., S. Leknes, G. Løseth, J. Wessberg, and H. Olausson. "The neurobiology shaping affective touch: expectation, motivation, and meaning in the multisensory context." *Front Psychol.* vol. 6（January, 2016）doi:10.3389/fpsyg.2015.01986. Originally published in print in 1986.
- Geertz, Clifford. *The interpretation of cultures*. New York: Basic Books, 1973.
- Gick, Judith. *The dangerous actor*. London: Virtual Angels Press, 1997.
- Goffman, Erving. *Interaction ritual*: essays in face-to-face behaviour. London: Penguin Press, 1967.
- Goffman, Erving. "The nature of deference and demeanor." *American Anthropologist* vol. 8, no. 3（October, 2009）:473-502. Accessed 5 October, 2020. doi: 10.1525/aa.1956.58.3.02a00070.
- Hall, Edward T. *The silent language*. New York: Anchor Books, 1973.
- Johnstone, Keith. *Impro*. London: Faber and Faber Limited, 1979.
- Levin, D.M., editor. *Language beyond postmodernism: saying and thinking in Gendilin's philosophy*. Evanston: Northwestern University Press, 1997.
- Malbon, Benjamin. *Clubbing: dancing, ecstasy and vitality*. London: Routledge, 1999.
- Morris, Desmond. *Manwatching*. London: Grafton Books, 1977.
- Morrison, India, Line S. Löken, and Håkan Olausson, "The skin as social organ", *Experimental Brain Research* vol. 204（2010）: 305-314. https://doi.org/10.1007/s00221-009-2007-y.
- Nevrin, Klaus. "Empowerment and using the body in modern postural yoga." In *Yoga in the modern world: contemporary perspectives*, edited by Mark Singleton and Jean Byrne, 119-139. London: Routledge, 2008.
- Rosaldo, Michelle. "I have nothing to hide: the language of Ilongot oratory," *Language in Society* vol. 2, no. 2（October, 1973）: 193-223.
- Rosaldo, Michelle. *Knowledge and passion: Ilongot notions of self and social life*. Cambridge: Cambridge University Press, 1980.
- Somer, Robert. "Studies in personal space," *Sociometry* vol. 22, no. 3（September, 1959）: 247-260.

7

瑜伽實踐的未來

看向過去或展望未來

當代瑜伽回顧過往先驅的準則，同時也矛盾地讓自己陷入思想與實踐的綜合漩渦之中。成效性與權威和古代風俗習慣彼此纏繞，讓瑜伽修習者設法找到迂迴路徑來爭辯，並加強瑜伽的真實性，在該情境下，這樣一系列的演化是否會持續？而它們與過去又有什麼連結？

瑜伽的當代融合有歷史前例，但在現代，合成的生產率出自兩種因素——瑜伽商品化，以及「未經修飾的（plain）」瑜伽應要變得更「有趣」之觀念。而這些有趣的變化分為兩大類，第一是將瑜伽與其他肉體紀律（瑜伽提斯〔Yogalates〕、瑜伽芭蕾〔Yogabarre〕、雙人瑜伽〔Acroyoga〕）結合，第二則是試圖融合看似無法結合的項目（瑜伽與羊〔goats and yoga〕、瑜伽與巧克力〔yoga and chocolate〕、瑜伽與啤酒〔yoga and beer〕）。瑜伽的商品化鼓勵創造新方法（或新名稱），以促進人們參與。受市場過剩驅使（許多工作室、類似水準的老師教導類似的教材），對創業感興趣的人透過創造「最新事物（the latest thing）」來吸引人們對課程的關注，有時就如同雙人瑜伽，展現出持久力。若點出有些課程輕浮的本質，似乎有些無禮。貓咪瑜伽（Kitten yoga）允許貓咪跟修習者一起玩，以與可能的貓咪收養者[1]互動，這種內容意圖是好的，且奠基於瑜伽的根本原因——「釋放壓力」，同時也可能讓你度過一個小時的歡樂時光。這並非貶低「流行瑜伽」，因為它並不高深複雜（high-brow），而是本身就令人愉快。在瑜伽中，「流行」變成一種問題，好比一個瑜伽課程有多少是關於「瑜伽研究」本身？而瑜伽課程的形式又能促進多少事物（不論是健身、釋放壓力或社

交等）？「高深複雜」的瑜伽有其重要性，但它又該如何在商品化市場的限制下開拓出一席之地？

身體技能與經驗價值

　　人們期望老師應該要異常地有靈活、健美，且能掌握「複雜（tricky）」的姿勢。在過去與其他的肉體紀律中，人在到達或超越表演巔峰之前不會進行教學。當個人擁有足夠的經驗並掌握合乎需要的全面、細膩技能後，教學的日子才油然展開。目前多強調瑜伽為健身的一環，針對有經驗老師的需求較少；相反地，老師的吸引力與某種程度的能力，即能滿足學生的期待，人們也假定健康與吸引力是相等的。我們都認為經驗有其價值，卻不覺得需要時間累積，這就是為什麼現在的老師喜歡在課堂上傳達自己鼓舞人心的故事，這是他們的「經驗」等級，其並非透過多年實踐精煉而成，而是將他們帶進瑜伽或說服他們接受瑜伽的主因。其他肉體紀律如運動、舞蹈等，不可避免地，隨著肉體實踐發展，學生會比老師愈來愈「好」。而在瑜伽，有愈來愈多人做比以往更加極端困難的姿勢，不過人們不清楚的是，這些超凡的姿勢實踐目的究竟為何。運動員之所以訓練，是為了競爭；舞者之所以訓練，是為了表演；但瑜伽修習者不會在實踐環境之外使用到人體技能，那麼瑜伽在未來，除了聲稱的日常益處（減少壓力、健身、社群意識）之外，還能有什麼用處？來自多年研究的卓越表現，是否能傳授給有類似紀律與推進實踐熱情的他人？

　　由於在瑜伽中，靈活與令人印象深刻的花招會使人增值，因此即便

知識與經驗有限，很會後彎或可表演倒立的人卻容易被認為較「卓越（superior）」，這說明了「姿勢能力」代表成就的最高等級。這種錯誤的推斷其來有自，然而若我們為了 IG 行銷而將肉體實踐簡化為花招表演或「酷炫姿勢」影片，我們對深層瑜伽知識的理解，就可能有往該方向前進的風險。

瑜伽的學術研究近期仍保守。[2]歷史性的觀點當然有價值，但瑜伽為了真實性需質疑其來源，並探索創新的型態與移動。現代舞跟瑜伽類似，會嘗試檢視出其藝術動機（artistic motives），先驅者認為高度編纂的古典芭蕾從藝術上來看極其單調乏味，儘管現代舞保留了一些芭蕾的習俗，但它對藝術共鳴的尋求帶來舞台上新技巧的發明、表達的方法與新「型態與移動」。這些型態本質上無特定意義，而意義是因表演者的內在景觀（internal landscape）而產生，且為觀眾所解析。體現理論指出，身體會暗示思維中發生的事情，瑪莎·葛蘭姆（Martha Graham）曾在 1938 年表示：

> 「藝術是人類內在本質的召喚。其根源在於人類的無意識（種族記憶），而種族的歷史與心靈，透過藝術變得更為清晰。」
>
> （Brown、Mindlin、Woodford 1979, 50）

即使語言顯得過時，情感卻仍清楚。內在本質（不管是集體或個人）即是藝術或瑜伽所召喚。並非姿勢或形態本身擁有意義，重點在於它們被展演的品質。人體瑜伽不需摒棄瑜伽系統的準則（古代或現代），也不需限制於此，其未來應會著重在讓人們認知到，精神上的景觀會透過修習者

執行姿勢的方式而被展露出來。瑜伽可以透過擁抱多數風格,並培養這些不同風格提供給各自的東西,來建立新事物。技巧會促進對精神解放的尋求,即並非所有事情都在於瑜伽,這裡再引用葛蘭姆指出的:「如果你沒有形式,在一段長度的時間後,你就會變成無表象(inarticulate)狀態。你的訓練只給了你自由」(Mazo 1977, 157)。技巧是人體瑜伽展現或溝通精神上景觀的方法,精神上的景觀並非指某人的外在吸引力,而是他們做事方法展現出的態度,不管你的年齡、身材、社會身分,只要有足夠的技能,就能表現出展露真實與精神成效的姿勢。最終,現代舞為芭蕾的振興做出貢獻,而新的系統與優先順序也能為瑜伽實踐帶來相同效果。

未來瑜伽教學

瑜伽老師資格證明的容易度,導致兩種層次的老師產生——需要證明才能教學的老師,以及其成就等級已讓他們超越此種需要的老師。第一種老師可以執行課程,且大多會吸引尋求社群感覺的學生,這也是工作室行銷的部分;第二種則更為利基,他們會吸引希望探索瑜伽更深層如人體與哲學追求的學生。而這些人可能會完全放棄取得證照,因為無其必要,他們的學生想要的是他們的知識(文化權威),而非他們的資格證明(社會權威)。而將社群視為優先的人,則會吸引喜歡彼此的學生,以及至少表面上相似的人。那些優先透過瑜珈深入研究自我的人,則可能有更多元化的客群,因為擁有共同身分是次要的。

未來的瑜伽指導並非以控制身體的法則為基礎,而是持續地探索與基

本主題、前提的更新概念。這包含發展專注實踐的方法與技巧，精煉與延伸人體能力，以及調查哲學原則等。由於文化權威的重要性，學生一定是見多識廣的消費者，因為若要持續改善瑜伽教學的品質，他們需要理解什麼代表好的教學，並尋求卓越的指導。在資本主義文化下，瑜伽會在什麼地方被包裝且商品化？而這又是否為人所知？消費主義從諸多方面鼓勵學生找尋最便宜或最方便的課程，儘管他們知道這可能缺乏品質。

自 1970 年代起，瑜伽的認知原則有了巨大的轉變——人們從對現實意識或經驗尋求形式改變，轉到視「社群」為優先。[3] 這也使得強烈尋求改變或否定身體／感官參與的肉體程序，改為追求接受你自己的「不評斷（non-judgemental）」信條，並伴隨弔詭的概念，即「轉型」會讓你成為想成為的事物。我們可以預料到，會再有一個透過人體智慧或人體考驗（trial）探索意識、更具風險的運動，而這需要紀律、時間與奉獻；然而，今日的瑜伽產業是一種文化產品，它的受歡迎源於對精神驗證的渴望，在這個時代，便利性很重要、時間是奢侈品、需要快速解決問題，並且需要培育練習，例如**睡眠瑜伽（*yoga nidra*）**，需求非常旺盛。

不評斷的信條，旨在保護學生不受他人評價，並強調實踐社群的民主本質。透過這樣的觀點，所有的努力皆平等，且被視為其表達中的完美呈現。相反地，**批判性接受的**實踐鼓勵學生聆聽老師的洞察，並判斷這些批評中何者是有用的，再套用可幫助個人進步的內容。如果不評斷的價值被視為優先，贊同就會變成唯一選項（好比為鼓起勇氣的人接連鼓掌、將所有執行視為平等），學習的過程也跟著減少，因為該回應是慣常的（proforma）。如果不考慮批評的機會，特別是為了那些位於社群精神特質之外的人，就會失去接收不同意見的可能性。批判如果傳遞良好、細微且設想了解決方案，就會帶來好的影響。若在未來，社群是被人無條件接受的來源，可能會帶來不下於老師批評的判斷。

課程與班級

　　教師培訓課程每週營運，並為工作室面對的財務困境提供一個暫時緩衝之計，但同時也有其他解決方案，對工作室、學生及經訓練證明的瑜伽老師品質等更有利。舞蹈公司（與專業的舞蹈學校）有時會舉辦公開課程，但也有編排給有志專業人士的課程。儘管公開的課程一整年皆有，但專業課程會固定分季安排，而且中間會有休息時間，方便整合學生的學習內容，並讓訓練者有所喘息。計畫可能會持續一、二或三年，主要取決於參與者的經驗，且需專心一致，並具備某種程度的成就或資質。潛在的參與者會參加甄選，以獲得這些夢寐以求的位置。不管他們的夢想為何，每個人都會認知到要獲取專業的職業是困難的，而跟爭取位置的候選人比起來，實際的專業機會更是少得不得了。一般來說，瑜伽老師培訓缺乏這種現實主義，瑜伽教學是產業中的專業面，而且就財務風險來說是個困難的職業選項，你也必須對你教學的那些人之福祉，負起相當大的個人責任（與負擔）。對於那些想要在一個連貫的課程中集中學習瑜伽而不包含教學部分的人來說，幾乎沒有選擇。而處理特定瑜伽層面而非教學的課程，對大多數學生來說是最有益處的，課程不用像培養舞蹈專業人士的模式，太長或黏著度高，最一開始可能是短期的課程（好比一週兩次，共 8 週），不需

要參與者超出目前的參與程度。而以課程為基礎的結構，具商業與教育優點，你會預先收取費用，即公司會知道收入多少，更能分配預算。學生能從完成的事物中獲得成就感；老師則為主題發展出連貫的結構，並可為學生設定一次性課程無法達到的長期目標。課程會展示出前提（好比在倒立中操作呼吸），接著專注在以探索為前提的基本教材。你可能不會完全理解或精煉，但這可給予你足夠資訊去持續研究，並鑑別基礎的相關性。持續期間，可讓參與者有機會消化、整合學習的東西，在這樣的方式之下，課程就不同於工作坊；工作坊雖意圖追求類似內容，但整合的時間較壓縮。

很多工作室指出，他們不執行這些課程的原因在於學生不願意報名。不知怎地，對一般學生來說，這樣的課程看似需要極大的承諾，不過，這些學生卻願意幫他們的孩子報名一學期的芭蕾或空手道課，這是為什麼？或許是因為，他們更願意為小孩花錢，而非花在自己身上。他們認為小孩仍可學習，而自己年紀太大了，他們不認為瑜伽是一種教育事業，只覺得它是「一種運動」。儘管瑜伽緊身褲可能比一次短期課程還要貴，但緊身褲看起來算是一種合理的花費，因為它是有形的物品，而「教育」的價值轉瞬即逝。認為自己很「忙」的人會覺得時間有限，而承諾一段長期課程會迫使他們錯過[4]其他東西，而花在自己身上的時間或金錢感覺太過放縱，特別是當你沒什麼有形事物可展現出來時。雖然花在娛樂（演唱會、電影、餐廳、旅行）上的金錢看起來值得，但瑜伽被認為缺乏娛樂價值，而且不是其他消遣的競爭對手。

若缺乏嚴謹思考，瑜伽是否只算是課堂的休息時間，即一種非教育的

低等娛樂？若老師的知識具備足夠的討論空間，以帶來教學上的深度、發展、挑戰，那麼嚴謹思考跟人體形式就可創造更具娛樂性的課程。多種課程、在延長的期間內連接主題，且由同樣的參與者參加的課程形式，或許就能提供這樣的內容。如此構想出來的課程會與教師培訓不同，它們的時數大多較短，且會更專注在瑜伽的個人層面，學生不需投入太多，也可持續運行一整年。你可以採用「將最棒的老師放在常規課程中」的商業策略，並讓這些課程的收費落在人們負擔得起的價位，這些課程將是工作室為了累積客戶的投資，以讓他們報名費用更貴的教師培訓。課程在某種角度上應該要是一次性的經驗，而這些經驗好玩且要求不高，但這只能算是其中一種選項。

　　由於老師代表理解或成就的頂點，因此教師培訓應是最不常見的課程，且只對準備好的人開放。你很難證實為何所謂 200 小時的數值會是教師培訓公認的標準，而非達到成就的程度，但該標準已制度化，理想狀況下，若參與者擁有強大的實踐與重要經驗，教學原則上的 200 小時運作就算是實際的。獲准參與教師培訓並沒有實質的先決條件，加上主題要求廣泛，這代表你只有時間展示一些教學技能的淺顯內容，教師培訓多以密集課程設計（10 週或一個月的靜修），故很少有工作室會在每年開設兩、三次。問題不在於行程安排，而在於大多數工作室是透過常規學生填滿他們的課程，而你很難維持新學生的流動以填補培訓課程。這也顯得目光短淺，因為他們帶出的每位新老師，都會是吸引新學生的潛在生意競爭對手。教師培訓販賣教學專業的證照商品，而瑜伽課程販賣瑜伽層面的教育，工作室可安排不同長度的廣泛主題課程，成為教師培訓的先決條件，

這拓展了希望更深度研讀瑜伽的學生的機會，而對教學有興趣的人來說，它確保了培訓更好的基礎。

科技影響

流行科技（像 *Fitbit*）提供實踐時可輕鬆理解的燃燒卡路里、心跳、含氧量等讀數，墊子也已內建感測器，以記錄、回應腳部的放置與分散重量，同時還有一系列的課程給予互動指導，在少數基本參數內提供即時回饋，並推廣客製化。這些都是現代科技的創新，但仍然有其它體驗瑜伽的有趣可能。你可以操作身體感測器與可穿戴的動作捕捉裝置，以諸多方式來讓瑜伽經驗更有創意，並自我教育。在 1920 年，路易斯・特雷門（Louis Theremin）發明了一種樂器，表演者需在兩個連結到振盪器的天線之間移動手指，這使得人能透過移動創作出音樂。1984 年，作曲家愛德華・威廉斯（Edward Williams）在某個計畫中讓該點子更上一層樓，並讓舞者創造且形塑能伴隨他們身體移動的音樂（Soundbeam 2020），它設計了一個超音波移動 MIDI（movement-to-MIDI）轉換器，使人可以在超音波光束中從遠距離移動身體來演奏電子樂器（Wikipedia 2020），而藉此產生的科技，即**聲音光束（*Soundbeam*）**，使用了超音波感測器去感應移動，再轉譯成聲音。這在音樂教育與護理之家等場所可實際運用，也可應用在瑜伽移動中。

「動作捕捉」意指動作追蹤，是一種記錄人與物體移動的方法，而動作捕捉系統是透過使用穿戴在身上的一個或多個感測器（AZoSensors 2014）[5] 來運作。如果身體感測器的資訊設定為音樂軟體，那麼該資訊就可

能轉譯為音樂聲或燈光控制，例如，手腕在空間移動可能產生小提琴的聲音，或是以關節旋轉控制燈光的強度或顏色等。你可以用自己的身體來作曲，或讓工作室空間變成一場燈光秀；如果你藉由呼吸均等、移動均等來實踐**流動瑜伽**，使用該科技則可測量其真實性。若這與思維均等相同，你也可將精神想像視覺化，或藉該測量從聽覺上展現，這有機會改變瑜伽經驗，即一個班級可透過手勢／姿勢與音樂介面一起做音樂，而自我實踐或許與作曲過程類似，你可以立即獲得光或聲音的回饋，來監看它們在瑜伽中的表現方式。

瑜伽作為藝術

藝術會將主題放進情境之中，即在其周圍放置框架，它不會致力於告知現實的整體故事，而是點出潛在真實。人體瑜伽對藝術來說，是卓越的主題，因它本質上包含平衡與和諧，以及神祕狂喜、失敗挫折與精神上的不滿，同時還有生活與現實的短暫本質；然而，身為藝術與藝術主題的人體瑜伽，很少在工作室裡或其他地方被創造出來。在視覺藝術中，攝影可說是最為成功，你可以看到大開本的精裝畫冊，還有委拍照片及偶見的畫廊展覽等。雖然瑜伽尚未作為雕塑主題吸引許多藝術家，卻在未來有相當大的潛力，畢竟它有豐富的歷史軌跡。而瑜伽的姿勢本質也讓它成為理想的主題，即其模特兒是真正地「處於姿勢當中（in the pose）」。馬克・奎安（Marc Quinn）的凱特・摩絲（Kate Moss）雕塑（實際姿勢為匿名塑成）──「Sphinx」（2006，以青銅鑄成）與「Siren」（2008，以黃金鑄成）展現出雙腿纏繞在她頭部後方的樣貌，該像複雜精細，而且稍嫌駭人，某

種程度上捕捉了瑜伽的困難性，以及與名人混和的當代性吸引力，並與這個時代相符。電影製作則是另一種探索瑜伽主題的領域（紀錄片與幻想），並試圖將瑜伽的前提套用到現代鑑賞力（modern sensibilities）上，《**駭客任務**》、《**重返榮耀**》、《**今天暫時停止**》與《**星際大戰**》等電影，都重新解析了古代哲學信條（對意義與不朽本質的普遍追尋），儘管尚未明顯應用到人體瑜伽。

作為一個表演藝術的單字，人體瑜伽除了現代舞、芭蕾之外，也對印度舞蹈形式產生了影響。在工作室之外，人體瑜伽偶爾會在瑜伽會議、節慶或甚至購物中心裡的簡短技巧展示上演出，有時搭配上音樂後，就變成表演者「最熱門的演出」，即一連串困難姿勢，就像一個可能在非常高階的班級才會產生的複雜排序。「班級」是情境，而在班級上做到的事情是該表演者一般的表現範圍。**德洛斯藝術公司**（*DeRose Art Company*，巴西）**與三維秘舞瑜伽劇場**（*Tripsichore Yoga Theatre*，倫敦）等團體已經成功進軍劇場領域，並展現出未來瑜伽表演相當大的可能性。

受限於道德的瑜伽

當代瑜伽專注在鼓舞人心，這除去了許多它在流行想像中的形象。這並非是要貶低這些鼓舞人心的素材，而是如同我們在史密森尼學會（Smithsonian Institution）的亞瑟·M·賽克勒美術館（Arthur M. Sackler Gallery）展覽「**瑜伽：轉型藝術**（*Yoga: The Art of Transformation*）」所看到的，就歷史上來看，瑜伽藝術令人不安與複雜的呈現，其實更為刻意許

多。就像麥可‧歐蘇利文（Michael O'Sullivan）對一個肖像的心得提到：「她（貝拉維〔Bhairavi〕）眼神狂亂，且有紅皮膚，配戴一個人類頭骨的項鍊。她的膝蓋上也擺滿了頭骨，而她以蓮花坐姿坐在一個無頭的人類屍體上，那是散落在景觀中被支解屍體中的其一，而嗜食屍體的豺狼則漫步左右。」（O'Sullivan 2013）展示顯現出，瑜伽藝術是一種強大的主題，並值得審慎考慮在畫廊或博物館環境中佔有一席之地。同樣地，這也揭露了瑜伽實踐的強烈度，以及可能帶來的風險，如同霍蘭德‧科特（Cotter Holland）生動描述：

> 蘇菲派羅曼史中，英俊的瑜伽王子真摯地找尋愛人，這些圖像有些是純粹逃避現實的幻想。而其他具有照片文件特徵的圖片，好比一幅卓越的 16 世紀雙葉（double-leaf）繪畫，描繪出敵對瑜伽派系之間的生死鬥爭。蒙兀兒皇帝阿克巴（Mughal emperor Akbar）親眼目睹了這場為爭奪聖河沐浴權而發生的小衝突，他將此描述給一位藝術家，而該藝術家也不讓我們錯過任何瑜伽修習者之間的穿刺、斬首等血腥細節……除了圖像樂趣之外，賽克勒秀（Sackler show）最棒的在於讓我們看到該實踐動作的歷史，也讓人理解它的激進程度。
>
> （Holland 2014）

展示與伴隨的目錄包含許多「否定當代瑜伽刻板印象」的瑜伽實踐與修習者描繪（O'Sullivan 2013），該教材是大膽且可怕的，它大部分無法為當代瑜伽相對溫和的世界所容忍，而當代瑜伽「接受」的精神特質也排除

掉「全體（The All）」包含憤怒、可怕、恐懼的可能性。[6] 幾乎所有無法召喚「正面性（positivity）」的事物都遭到斥責，而人們在瑜伽中經歷的苦難不常被描述出來，失敗、困惑、挫折很少是當代瑜伽藝術論述中的一部分，相反地，大多數環繞在藝術呈現周圍的都是「和平（peaceful）」或「超凡（ethereal）」的框架。

瑜伽攝影

瑜伽攝影與其他藝術不同，它著重在捕捉靜止的瞬間，幾乎等於瑜伽修習者處於一個姿勢中所做的努力。瑜伽攝影的「藝術」之所以成功，部分受行銷上乏味使用的驅使，它成功地將藝術世界與商業主義（commercialism）連結在一起。儘管人們也會使用影片，但靜止的圖片特別適合傳達大多數人體瑜伽的姿勢本質，即使文字描述平庸，這些照片仍可協助工作坊的販售。

瑜伽攝影經常使用不切實際的並列（quixotic juxtapositions），好比大街上倒立、不穩岩石上的平衡、神祕燈光，以及型態下的黑白工作室照片等，這些傳達了與實際瑜伽工作室經驗非常不同（且應該要是）的內容，有些則會格外美麗，並展示出攝影者與模特兒的傑出技能。這些照片肯定有其品質，且或許會作為文物長久佔有一席之地，但那是否是因為它們反映出了瑜伽在精神上的努力？而撇開清晰的構圖不談，它們描述的內容是否能跨越年代？漸漸地，這將根據數位變革而定。只要照片能以數位的方式找到，就會存活下來，但若它們在世上沒有實體的相對應物，就可能消

逝；而大開本精裝畫冊（Coffee table books）、日曆或畫廊的瑜伽主題相片合輯等，可能會較為長壽。*IG* 與臉書以快速記錄、分享照片等為基礎，較無強調其藝術或長久價值。未來攝影可能以多種方式策畫呈現，好比獨佔線上存取、網站畫廊區，以及瑜伽工作室接待區的簡報放映等。

當人手一臺相機且可數位修改時，好照片就容易隨處可見。然而，好的攝影師擁有熟練的技巧，與在現場認出並具同理心地捕捉主題的能力。像亨利‧卡蒂爾 - 布雷松（Henri Cartier-Bresson）這樣的攝影師，因處在對的時間、對的地點而聲名大噪，但要在瑜伽工作室中捕捉決定性的瞬間其實是很困難的。攝影師快速捕捉的行為並非常見現象，而當人們被關注時，鮮少率直地行動，再加上條件也可能稍嫌刁鑽，好比燈光經常較為黯淡，工作室也擺滿了道具、運動包與散落的衣物，人們也隨意坐落於空間中，而墊子為矩形型態的色塊，經常與有機的人類形式相衝突。相機日益普及，人們自我記錄的現象也愈加普遍，加上數位編輯影像之外事物的能力，意味著每個人都可以在理想的工作室情境中更有創意地召喚瑜伽經驗。

▍瑜伽音樂

音樂很受歡迎，因為它可以為課程添加氣氛與情境。現代瑜伽老師也經常擔任 DJ，有時還會在網路上分享他們的歌單，但很少音樂是特地為人體瑜伽實踐所寫、錄製的，相反的，這些音樂一般通用，而且可在許多活動中應用。音樂與瑜伽移動（或任何移動）之間的關係含蓄、模糊、廣泛，且具深遠的生理影響（像眼淚或顫抖）（Sloboda 1991, 110），音樂很明顯

地會觸動到我們的情緒，並帶來身體上的反應，而蘇珊‧蘭格（Susanne Langer）指出，它也會引起「我們沒有感受過的情緒與心情，以及我們未曾知曉的熱情」（Langer 1942, 222）。音樂向我們暗示了難以言喻的事物，就像伊恩‧麥克里斯特在其對叔本華（Schopenhauer）思想概要中提到的，音樂「高度特別，卻又訴說普遍」（McGilchrist 2009, 77），這勢必會成為教師在未來使用音樂的重要層面。

除非有版權所有者的允許，否則在課堂上使用錄製音樂都不是免費的，而版權可能以數種方式存在（根據你播放的場所），包含作者、發行商，以及錄製本身。它在許多國家被視為公開的表演，因此光是在身為「觀眾」的學生面前播放音樂，就可能需要獲得授權。有一些組織提供可在瑜伽課程使用的完全授權音樂，而且預計將來會有更多類似的音樂出現。這些組織提供的音樂範圍很廣，不過在風格上較普遍，而且儘管我們將它當作是瑜伽**米尤扎克音樂**（*muzak*〔背景音樂〕），卻很少以特定用途使用，假使音樂在調整情緒之外還能擔任其他角色，那麼就取決於老師如何配合音樂給予適當課程。

「現場音樂」是另一種領域，而移動的音樂伴奏是一種特定的技能。音樂人會以音樂描述看到的事物，並解析他們從該移動中感受到的，或引領該移動角色表達，當你嫻熟地完成後，就會產生互惠作用（reciprocity）。古怪的是，在瑜伽對文化挪用仍嫌敏感的時期，許多老師認為他們透過演奏樂器如簧風琴（1840 年於法國發明）來陪伴他們的班級，以擁護真實性。[7]曼陀音樂（Kirtan）「對唱（call and response）」鮮少被用在人體鍛

鍊中，但卻是課堂播放清單的現成必需品。曼陀音樂的崛起與瑜伽同期，此外有些曼陀音樂樂團會使用傳統外的樂器與音樂配置。對搖滾樂或流行音樂有瞭解的音樂人，將這些元素結合，創造出「流行奉愛瑜伽（pop Bhakti）」，在老師為了課程追求音樂伴奏，以吸引「真實」客戶的情況下，這樣的趨勢很可能持續下去。

當代瑜伽長久以來關注「如何將瑜伽帶至世界」，瑜伽藝術是其中一種解決方案，它與實踐本身有所差異，但在人體瑜伽中，修習者需要技能並透過創意來表達，以驗證其精神與無限能力。當瑜伽愈刻意轉向「藝術」時，其意義與功能就可能愈矛盾。由於它會邀請他人前來解析，因此其模糊性實為其力量。

線上教學

瑜伽事業在 2020 年因新冠肺炎疫情而陷入混亂，實體場地關閉、人們轉移至線上「空間」等，使未能預料的問題一一湧現。老師所在的情境改變了，有些人會將自己呈現在臥室／客廳，有些則選擇「虛擬」背景，擁有實際工作室的人則使用了這些略顯空曠的空間。

線上媒體較適合聚焦於頭部的拍攝方式，而為了配合拍攝全身，會充斥各種反常的攝影角度。當老師在工作室與學生實際應對時，很少需要如此直接地講話（面對面），如同他們在線上課程一開始被迫執行的那樣。老師在課程開始時的傳統儀式，被非正式「承認」的學生與隨後「靜音」所取

代，在展示教學時，老師必須決定是否面對攝影機（比較容易監看自己的形象，某種程度上也算監看學生），或是轉 90 度角側面，而當你轉向時，可讓形態輪廓更清晰，卻也稍微失去了與攝影機和學生之間的聯繫，在視覺上不重要的空間框架了他們的示範。而在工作室上課時，學生則會將這些從他們的視覺範圍中排除。在播放音樂時的指導聲音問題，也變得難以排除，因為你很難客觀地在教學時監控聲音與音樂的相對大小，而音樂與影像經常是不同步的。

不管是互動或預錄的線上教學，某種程度上都有成效。然而，即使老師有機會在互動的線上教學即時觀察並指導，實際的溝通經驗仍減少許多，而且老師的嚴重程度大於學生（學生的注意力是體驗性的，且與自我發現有關）。老師不容易取得評估其成效的口語與視覺提示，而參與者對靜音的實際需求，代表著老師無法聽見其呼吸的聲音；在小螢幕上監看眾多學生，也意味著失去視覺上的監控；除此之外，特別困難的在於，你很難在二維的形式中評估三維的形式；影片的緩衝速度也可能造成問題。這些並非無法克服，但確實反映出老師必須經過實體課程不存在的層層現實；而讓來自全球各地的人，遠端參與共同經驗的樂趣，減緩了這種不便。緩衝速度加快、適應力更強的平移／縮放攝影機，並且可由老師操控、允許多種來源的改善音訊等，都是未來樂見的發展。

預先錄製的課程，讓老師有機會在沒有學生使人分心的情況下，專注在課堂的安排與生產價值，就像過去的 DVD 或影片；有時也為了幫助學生釐清而編輯，或從視覺上提供各種不同的角度。老師在生產價值與潤飾

中成長，卻放棄了與學生之間的應對。然而，預錄、線上課程很方便，你可以在任何想要的時刻做瑜伽，並能自行選擇老師，同時也能在高興時停下、開始；但當你犧牲時間和地點的「特殊性」時，就也失去了一些東西。教學的其中一個樂趣，是看到學生「獲取」事物，如果沒有給予回應的觀眾，老師可能會發現難以享受教學，學生也可能想念與老師的直接互動。

　　轉移到線上空間也帶來了有趣的可能性。錄製與編輯的課程，讓多個攝影機、鏡頭選擇的發揮空間變廣，聲音後製也更精緻。增加的線上內容，提供學生更多機會研究；而錄製的技巧短片，可讓學生在線上研究特定的技巧問題。學生可在課堂以外的時間，錄下課堂上個人部分的成果，並提交請老師私下檢視；學生也可花更多時間架構問題，老師則可給予更精準且個人的回覆。錄影讓老師有更多機會去檢視課程，並能更好地評估教學成效；錄影也能讓學生跟老師一樣可以看到自己，並更加瞭解更正的內容。而錄製課程也讓私人客戶有額外機會在家裡繼續練習時，擁有可參考用的教材。

　　有些線上教學的特色，會展現出更多與個人指導的差異，「更正」更加普遍，而且由於老師主要參考依據是自己的身體，因此「更正」大多來自他們在自己實踐時注意到的部分，而非來自學生。線上的私人課程就比較沒什麼問題，老師可專注指導一到兩個學生，並即時給予回饋。缺乏老師的監督和家庭環境的干擾等因素，都促使學生需對個人負更大責任，畢竟，當老師不在場時，學生即使不那麼努力也無所謂，甚至還可自由地選擇不參與。

瑜伽是一種強大的肉體紀律，因為它有其風險。儘管宣傳上會提到「安全」，但在許多紀律中，高階內容皆需某種程度的挑戰；當熟練的老師對學生提出要求時，總會如走鋼絲般（需隨時保持謹慎），他們評估這些要求在身體、心靈上都是合理的。線上較少審查，而且評估的基礎資訊有限，因此老師可能會較抗拒挑戰學生（無法保證安全性）。當需求降低且審查縮減，線上指導的風險就變得較少，但同時也可能變得更加危險。有趣的是，在缺乏監督下，也可能讓某些老師有某種程度的自由進行教學，而且不會因需協調個人學生而有所限制，對在工作室課堂中鮮少接受挑戰的學生來說，這可能會提高他們的發展。

　　「遠距指導」總是缺乏給予人體矯正、輔助的能力，而為了補足這部分，老師會給予大量的口頭提示。但當有許多學生需要不同提示，或指示是針對移動排序時，這可能會變得難以處理。不管在任何情況下，言語都不會有觸碰的直接體驗功能，它們只能是純粹的建議。另一個選項是給予學生「自我矯正」的指導，為做到此，他們必須與自己之外的東西建立觸覺關係（牆壁、地板、木塊、椅子等），學生會在線上課程中使用日常物品，並拿手上的東西即興發揮，這鼓勵了學生觀察道具的「可用之處」，以及它們是否／何時有必要性。學生會透過技巧如前彎與手印（mudras）的使用，進行自我矯正，來取代老師的觸碰。在這種情況下，學生會在自我矯正的過程中，將自己當作「他人」使用。

遺產：文物與紀念碑

對現今的研究者而言，文化垃圾也可能成為一種文物。對考古學家來說，這可引領至針對世俗的洞察，以及精煉其的人們對宇宙的關注。瑜伽文物的將來會如何？而這個時期的瑜伽修習者可能製造出什麼留存歷史的東西？精選後留下來的 IG 文章（類似哈拉帕印章〔Harrapan seal〕）是否會顯示出今日的關注焦點？未來的考古學家，會如何解析他們在北美瑜伽工作室遺址中發現的溼婆雕像，以及一張被丟棄、設計源自千里之外藝術的瑜伽墊？

「文物」意指任何現今有文化或歷史重要性的人造物品。每天都會產生大量在瑜伽標題名下的大眾消費素材，好比**臉書**與 *IG* 貼文、時事分析網誌、Podcast 及網站宣傳等，同儕審查（Peer review）被簡化為「追蹤數」與「按讚數」，並受精明的行銷策略、演算法所影響，顯然很少人關注哪些事物可對瑜伽與其實踐帶來長遠的貢獻。社群媒體文章是否為瑜伽志向的典範？而出現在社群媒體的素材，訣如何製作成更長遠的形式？

當代瑜伽文物如墊子、日曆、社群媒體等「用後即棄」的特質是一種強力的哲學論述。在前一個時代，藝術作品如雕塑、繪畫、圖畫等會用來作為冥想的刺激物。當代瑜珈製品大多是日常用品──它們的用途主要是平凡的，對它們的解釋也是如此，好比一個練習的墊子，當它被用過後，就會被隨意丟棄；而照片主要用於行銷，儘管可能因有藝術價值進而獲得欣賞；月曆則設計精美，但主要作為實際記錄使用。這些物品的解釋，重視

其用途。而工作室祭壇放滿各式世俗又神聖的文物，如老師照片、書籍、頌缽、雕塑、香、蠟燭與脈輪海報等，這些大多是大量製造的商品，但都是潛在的文物，因為這些世俗物品將決定今日的瑜伽會在未來如何被解讀。

　　而其他的瑜伽文化層面，可能會存活至未來，好比奠基於不變姿勢系列的人體鍛鍊風格，會維持其強大，它們在書中、海報、錄音等經編纂的本質細節，以及作為一個可能持續存活的實踐，都會保障這個事實。將來是否會有下一個郭拉洽（Gorakhnaths）、墨西哥街頭樂隊（Marichis），甚至是阿迪‧商羯羅（Shankacharyas）？今日，所謂的名人存活短暫，但源自克里虛那瑪查雅的多個世系，估計會讓他享有長遠的名聲。有些瑜伽文學可能會存活下來，好比已出版的研究，具廣泛性與實用性，這能保證其長久延續；以圖像為主的書籍，其吸引力也會持續下去，因為照片與模特兒對姿勢的執行，從藝術性來看是無限的。會議與慶典在近期都成了社交聚會或與著名老師一起上課的機會，而非研究辯論與分享的場合。它們並沒有作為嚴格紀律產生使瑜伽進步的有效作用，但在未來有可能發生。

▋ 紀念性

　　紀念碑是一種不同層次的問題，它本身即是長遠的，而且它代表一種不同的時間概念。考古學曾有一假設——中石器時代之所以轉為新石器時代（從游牧狩獵與採集到定居）主要源自於農業發展，他們推斷，人們為了土地與家畜必須維持在同一地點，同時也讓紀念碑跟著增加；然而，景觀中的紀念碑製作，顯然在農業發展之前。在北歐，「第一個紀念碑應

該是與第一批馴化動物**一起**被發現，有時，更密集土地使用的最早證據，會在土堆或石標被製作**出來後**才出現……他們找到紀念碑，而非房子……（而且它們）似乎在景觀中擔任特別的角色，而其他人類活動的跡象為分散的，而且經常較為短暫」（Bradley 1998, 10）。這些紀念碑被解讀為墓地，且顯示一種不同於日常時間、空間的儀式感，它們除了提供對過去與死亡的助記符號及象徵之外，其存在的恆久性也比製作者長久。

紀念碑之所以建造，是為了於現在留存、啟發過去生活的觀念，以及對未來期間的投射，堅固的實體雄偉建築，讓生者有一個真實媒介與逝去的祖先及尚未出生者建立關係。因此，人們在寺廟或巨石陣內表現的動作，經常以規定儀式進行，而這有顯著的一致性，並與平時日常較即興的動作本質不同。線上瑜伽的影像螢幕，已然成了一種紀念碑，該新奇的情況在於，學生經常處在「正常」的臥室或客廳等家裡環境，然後將注意力放在一個影像螢幕上，去觀察位在遠處的老師，並開始做課程所需的身體上重複的移動與韻律呼吸。他們做著意味儀式的顯著規定行動，而非日常表演，這與崇拜並不完全相同，卻有共同的特徵，即高度專注、在韻律中表演動作，且無明顯的日常效用，以及某種程度上存在於其他世界的空間感覺（對學生來說，該處為老師的工作室或教室）。網路可以被建構成有紀念性與宗教禮拜的物體，它包含了一個跨越全球的空間的想法，在那裡儲存信仰和記憶。

雖然「線上教學」某種層面上與紀念性有關，卻並非完全滿足長久存在的實體雄偉建築概念，但仍可能留下某種遺產。當代瑜伽尚未建造出相

同於石頭鑿刻、裝飾著擺出瑜伽姿勢的大師及其助手雕塑的寺廟,原因可能出自意識形態。塔瑪拉·I·席爾斯(Tamara I. Sears)在其於《*Yoga: The Art of Transformation*》介紹中,觀察到這些雕塑描繪出「靈魂等級上的戲劇性本體轉折。由於瑜伽知識給予修習者超越人類存在領域的潛力,並進入一種類似成為神的狀態,因此僅限於高成就的**大師**,以及他們最盡責的門徒」(Sears 2013, 47)。儘管在過去,這些雕塑是為了慶祝**大師**個人的精鍊成就,但當代瑜伽風氣會頌稱更偉大的多重性,其中自我已「完美」,不需要再獲得這樣的非凡能力,也不需要紀念碑之類的雄偉建築來維持。

尋求自我力量是一種個人的努力過程。紀念碑的製造需要大量、一致的團體努力,以及對該紀念碑樣貌的設想。瑜伽社群共享以自由、個人價值的信念為基礎,宣揚自愛、自我接受與自我發展。這些個人的專注努力,不需要關於現實的不可言喻想法或紀念碑來盛讚,也不需要去掌握任何符號或隱喻。如果要建造一個紀念碑,除了宣導自我進步之外,還需要一致的動作。它需要辨別並主張「領地」。這個世代遺留下的瑜伽紀念碑可能非實體,而是對理論與實踐尊重的遺產。

結論

國際上,以各種形式與融合實踐現代瑜伽,有些實踐維持瑜伽過往起源,有些則需要一些想像力才看得出為何稱之為「瑜伽」。任何傳統瑜伽實踐的宗旨,都在於尋求某種知識,即帶領你更加理解自我與宇宙本質的知識內涵。在頌揚個人主義的世界中,哪種競爭性觀點(健身、療法、自

愛、自我進步、不朽、靈性等）可增加優勢？老師又該以什麼樣的方式將這些想法傳給學生？

▌哲學或宗教

今日，人們爭論「瑜伽是一門哲學還是宗教」。正向心理學家（Positive psychologist）馬塞洛・史賓尼拉（Marcello Spinella）認為，這類辯論是純粹的現代難題，在東方傳統如瑜伽與內觀冥想（Vipassana meditation）創始之際，科學、宗教、哲學之間是沒有區別的。[8] 宗教是一種前科學思想的「科學」，它是藉普遍現象解釋的紀律，之後人們試圖將「宗教」解釋自然化（認為「自然」可解釋與證明），激進地迫使紀律方式轉變。史賓尼拉指出，冥想與瑜伽較類似於早期的心理學系統，它們在生活的普遍經驗情境下，解釋人類思維的運作，這些系統也試圖從經驗上解釋：為什麼當人類與神比較時是「不完美的」，而且為什麼人類比其他生命獨特。儘管這些區別在過去沒有實質意義，但當瑜伽在今日作為一種紀律時，卻位在眾多辯論的核心之中，這是否應該為常態？而人是否可在實踐的同時，於無異議的情況下信仰其他宗教？它是這一世還是下一世的超自然終點實踐？或者，瑜伽是否只是一種更好瞭解、參與實際人類經驗的方式？這是否真的必須取決於你如何在最終定義哲學或宗教？而瑜伽社群是以單一還是多重方式定義自己，將決定它在未來的發展。因此，更重要的問題在於，就個人瑜伽修習者與瑜伽作為一項紀律而言，「哲學」、「宗教」或「科學」等名稱在瑜伽演化中造成的影響。

偏見與客觀

作為一位瑜伽修習者，你會根據已知的事情去衡量每一個經驗。過去發展的理論會建構這類先入為主的知識，它們會造成影響，同時也可能限制你去注意到未預料之事的能力。

修習者可能透過「將每個經驗都當作新奇的事物」來緩解這份偏好，並中止先入之見。你可以將它視同為（人類學的）**參與觀察法**（*participant observation*）之實地調查方法，其中，研究問題會透過經驗觀察本身而被發現與發展。[9] 這個方法讓融入實踐經驗的瑜伽修習者，得出較不會被假設所影響的結論。[10] 這並不是說你永遠無法脫離偏見或從先前的經驗獲取知識，但卻是個讓你脫離依賴過去哲學分析及目前信念的方法，且長到足以分析它們的成效。過去使用文本或史前來源的分析，總是會有某種程度的推測，由於沒人實際目睹過去的實踐，因此將文本分析當作首要條件來理解瑜伽哲學與實踐，勢必會受到該推測的影響。但不管怎麼說，檢視過去總是有些優點，它讓研究者探討歷史想法以及知識產生的方式，且經常為現代哲學與實踐帶來洞察。然而，如果瑜伽就應該是一個活生生的實踐，那可不能重度依賴這些文本來建立個人信念，也不能當作是人類經驗本質最可靠的來源。身為修習者，你是在其中找到經驗、意義的唯一媒介。瑜伽就如同人類學，較偏向是「尋找意義的解釋性科學」，而非「尋找法則的實驗性科學」（Geertz 1973, 3-32）。

魔法的／科學的思考

當代瑜伽的實踐，經常與激進及奇想（magical thinking）並行。當你參與創意探索，或者試圖發現新真相時，想像其他現實的能力非常有用；但是，當這伴隨對可論證事實（如科學資料）等的否定，即當對整體紀律的信任而非特定信念被遺棄時，會發生什麼事？**哈達**瑜伽文本與《瑜伽經》第三章 [11] 是許多煉金術與姿勢、呼吸或冥想實踐的神奇轉型力量來源，但當代瑜伽並不鼓勵質疑這些明顯虛假的想法，因為質疑會威脅到整體系統的合理性。假如「孔雀式（Peacock Pose）」無法像流傳下來的瑜伽知識所說，讓我們對蛇咬免疫，而「倒立」無法讓頭髮再次轉黑（Aiyar 1914, 124〔b〕-125），打開我們的臀部也無法釋放負面情緒時，那其他瑜伽聲稱的事物又該如何是好？當知識增加，過去曾擁抱、如今被視為錯誤的想法也可能遭遺棄。對有些人來說，該新知識可能遭到似是而非卻根深蒂固的信念反對，因為當系統需要嚴守教條時，就會變得死板而無法適應改變。當你不加批評地接受古人聲稱為真實的事物（甚至未曾親眼目睹），並環繞其設計經驗，即失去了參與實驗所需的重要客觀性。這使你參與的是奇想，而非批判性思考。

第五章探討了忽視以經驗為依據的資訊，會導致對事實的質疑，以及對現代科學知識的抗拒。由於這預設了**現代人**（*the modern*）不可信，因此可能讓你容易受假**大師**、黑心推銷員、直銷與毫無根據的陰謀論所操縱。這導致高度的認知失調，[12] 對修習者留下永久深遠的心理影響。在「不評價」的文化之下，瑜伽社群是否有足夠能力評斷自己的信條與實踐？而練

習批判性接受，可為創造穩固基礎提供起始點，幫助你產生內省。透過批判（特別是自我批判），紀律會更加健全，想法也能在演化中轉變。不過，當神祕主義與菁英主義交會，知識就被認為是祕密，而且只能讓被選定的人知道（如同古代**哈達瑜**伽文本所述）[13]，而讓任何形式的審查機會都受到威脅。

▍民族中心主義與現代主義

除了拒絕現代主義、科學及相關制度外，瑜伽修習者也經常將固有或原始實踐，視為清白無瑕的「真實」知識。各種未連結的實踐（汗屋〔sweatlodges〕、死藤水〔ayahuasca〕、重生〔rebirthing〕、薩滿儀式〔shamanic rituals〕等）被不協調地融入人們想像為優越、相互關聯的民俗智慧之完好傳統。人們相信這個被視為不變與原始的智慧，被據稱為「邪惡的現代主義」所壓制或忽略，在人類學中，這被稱為**高貴野蠻人**的民族中心主義信念，這種野蠻人尚未被文明玷汙，也被認為優越於文明。但所有文化都會隨著時間增加知識，即文化會變化與成長，它們透過創新發明新想法，並藉由**擴散**過程從其他文化中借取點子。[14] 任何文化的成員（如同其實踐）都並非凍結在時間裡的博物館文物，他們是有動力、好奇心與志向的活生生人類，否則即是相信某種傲慢的暗示，這種傲慢尋求古老智慧，且事實上與我們自己的智慧一樣現代。如果奇想取代了科學論證，而本地知識與各種能量原則合併，瑜伽會變成什麼樣子（Bender 2010）？瑜伽修習者近期在接受並整合信念與實踐時缺乏謹慎，進而弱化紀律的整合，這取決於現代修習者在做經驗／實驗研究，與透過內省方法測試結果

時，是否能像**參與的觀察者**般行動。

　　對自我的研究和對自我的嚴格識別並非必要，僅是人先天與後天的積累，且最終會引導至下列理解——不管是什麼，只要是組成「我」（意識）的，就是在萬物中固有。這個前提暗示了一種本質，即「由不同形式組成的整體」之基礎，透過研究自我，人們可以獲得對表面上與個體不同事物的理解。在追尋理解自我之外的不可言喻現實整體時，若專注於自我認可（Self-Validation），則會缺乏批判、試驗、創新探索的持續過程，導致產生自欺欺人或過度單純化的風險。你可能透過參與社群、檢視過去培訓方法與理論、現代科學與健康實踐等來尋求自我認可；然而，社交領域（社群）是一種現實的不確定現象，而過往的研究受當代偏好影響，而且科學與健康實踐都只是輔助該研究的工具，而非目的。由於現實本質改變，我們也被不確定性所改變，科學、哲學、宗教與瑜伽系統，是我們阻止其的嘗試，但這些建議都只是暫時的解決方案，它們注定會被一個又一個的揭示所改變。當瑜伽社群的實踐系統或模式在未來演進，同樣也會受動盪或侵蝕所更動。無法阻擋的變化會推動事物前行，就像**原質**中的所有事物，其組織或編纂（物質成為存在）即是終點的開始。「精神」（意識）的力量在於想像能力，即擁抱潛力（**神我**），引用「可能的事物」，並促進其創作。你需要對創作的東西負某種程度的責任，我們可將該精神想像為一位藝術家，而其調色盤與畫布則為現實。

內在與外在

大衛‧羅伊（David Loy）曾說：「不管你是縮小到什麼都沒有，還是擴張到合併一切事物，都代表同一件事——內在與外在，以及我與世界，已無區分」（Loy 2012）。我們在第一章闡述的普遍定位為，**體位法**代表透過向內看，以找到不可縮減自我的技巧；**流動瑜伽**則藉由往外看，尋求深遠理解的狀態。現代瑜伽頌揚人體鍛鍊的各種系統，而這些系統坐落於這兩種極端範圍內的某處，將瑜伽系統化（不論是經編纂的系列姿勢，或將瑜伽建構為社群實踐，或是一種健康追尋）有其必要，但最終皆為暫時、意圖控制不可預料事物的一部分。透過統計評估、測量組織彈性或社會學影響，來分析或證實系統／社群的功效，會需要高度創意的努力，但不太會改變現實本身。為了洞察現實，它們帶來的資訊、細節仍需組合成具凝聚力的形式，而該形式能解釋現象的多元與共通性。這是瑜伽面對的悖論，即現實充滿不確定性與不可避免的不愉快，但仍有所謂的「歡愉（delight）」，即一種進入瘋狂、不可預測的現實清醒夢（lucid-dream）世界的狂喜，以及它對我們生活明顯控制的嘲弄，且該控制只有在死亡才能終止。瑜伽假定在一個人的死亡之上，「我」的意識會在他人之中持續，它的潛力不會消逝。每個動作都會對這個現實產生貢獻，而其影響會以不確定、無法預測的方式持續迴響，但總是令人著迷。

注釋

1. 請見 Laneri（2018）與 BBC（2018）為例。

2. 請見 Jain（2015）、Wildcroft（2018a）、Bender（2010）。

3. Wildcroft（2014）的論文展示出現代瑜伽中心之許多「意識社群（intentional communities）」的其中一個例子。這些社群經常會以共同興趣、工作室會員或生活風格選擇等因素而建構。而這些社群內的身分經常被定義為反對霸權制度的結構，如「世系」、「生物醫學」、「毒性」或「資本主義」等。

4. 錯失恐懼症（FOMO，Fear of Missing Out）是一種現代文化現象。

5. 包括感光器、角度感測器、IR 感測器（偵測輻射熱能的紅外線感測器）、光學感測器（測量光量）、加速度感測器（感測運動和速度）、慣性感測器（測量沿三個垂直軸的加速度和速度），以及磁浮軸承感測器等。

6. 請見 White（2011）瞭解不詳瑜伽修習者的描繪。

7. 羅賓德拉納特・泰戈爾（Rabindranath Tagore）將「簧風琴」稱之為「印度音樂的禍根」，並說「當演奏者發現所有這些音符都可以使用時，他只需要一點技巧就可以演奏它；但只有都經歷過那些的人，才會發現其結果是一種折磨。」（Rahaim 2011, 657）

8. 馬塞洛・史賓尼拉（Marcello Spinella）P.C.，2020 年 11 月 29 日。

9. 在參與觀察中，人類學家在沒有研究問題的情況下進入田野，並透過生活、參與觀察被研究超過一段時間的文化，建構出研究問題、揭露分析框架。研究者在過程中需盡可能客觀。

10. 「好的民族誌最大的敵人在於先入為主的觀念」（McCurdy 2006, 4）。不過，偏見也是瑜伽修習者或任何「客觀」觀察者的敵人。

11. 《瑜伽經：結合的成就與結果》（*VIBHUTI PADA III*）描述了力量，包括理解所有知識、時空旅行、隱形、穿越物體，並擁有大象的力量等。

12. 「認知失調」是指思考、信念或態度呈現不一致的狀態，特別與行為決定、態度改變有關。

13. *SIVA SAMHITA*（1.19）、*HATHA YOGA PRADIPIKA*（1.11）（任何翻譯）。

14. 想法、實踐或產品從一個文化移動到另一個，雖處於轉變狀態，但這可讓其更容易融入接收文化的存在世界觀。

15. 阿斯坦加瑜伽（Jois）將該「傷害」定義為正向，如同「開口（openings）」（Donahaye 2019）。

7-1 偏見問題

當你累積知識時，不可避免地，會根據自己的解析經驗構成偏見。這種資訊對創造意義來說很關鍵，但同時也限制了同樣經驗的客觀分析。例如，如果你已經學到將臀部的痛楚與「情緒創傷（emotional trauma）」（或一個「開口〔opening〕」）[15]釋放連結在一起，這份身體與情緒釋放之間的連結會被接受與確認；但即使有人在努力的過程中傷到身體（而非情緒療癒），情況也可能相同。你該如何鼓勵學生在無先入為主的情況下進入新體驗？你在自己的實踐中是如何做到的？當瑜伽持續發展，你認為客觀性的最大挑戰會是什麼（例如，世系、哲學信念、健康觀念、社會認同）？

7-2 世系未來

希奧朵拉·維爾德克羅夫特（Theodora Wildcroft 2018b）針對後瑜伽世系的研究，描述了一種遠離直系從屬關係和這些世系擁有權威的運動。你認為你屬於什麼世系？你認為哪些層面應該要被未來的世代所感知？哪些會被摒棄？瑜伽修行者的角色，應是對抗傳統還是堅持傳統？

7-3 瑜伽展示

人體瑜伽的流行，導致許多人追求不尋常的靈活性、力量、平衡之極端姿勢。儘管獲取這些能力無疑對個人有益，但這些技能是否可在工作室之外的地方，以特定效果應用？舞者、雜技演員與柔術表演者，會練習類似的平衡與靈活技能，以在表演中強而有力地應用。

而瑜伽展示是一種傳統。瑜伽進入公共環境的範圍為何？在購物中心（海邊、劇場、夜店、教堂等）表演或觀看瑜伽，是否會冒犯他人？如果是，為什麼？你是否也會在類似空間看到（或聽到）一個年輕的合唱團表演時有相似感覺？差別在哪裡？人體瑜伽一系列技巧的全新與實際用途為何？

7-4 瑜伽道德：意圖與結果

瑜伽在未來如何成為好的力量？參與世界與自我發展的相對重要性為何？遵守紀律或專注（規律）的實踐本質上是一種美德嗎？是的話，該如何運作？它為什麼是（不是）一種白做的運動？常規時間背後的意圖，是否比結果重要？以好的意圖開始做瑜伽，是否能讓你成為一個有道德的人？好的意圖是否足以證實瑜伽會逐步發展為紀律？你如何分辨意圖與你的動作結果？

7-5 線上教學的未來

許多學生認為,跟實體教學比起來,線上教學較易分散注意力。由於在身體上缺乏修正與輔助,所以師生關係更疏遠了,而且 QA 對話上的困難,可能讓學生的疑點無法獲得解決。為此,教師可能會發現,必須在課堂前後制定非正式的 QA 時間。我們該如何有創意地克服線上教學產生的問題?

非特殊情況也能隨時利用的「預錄課程」有什麼長處?練習設施、工具缺乏,會如何影響教學?又該如何解決(湊合著用的策略、工具,或是非標準的瑜伽工具)?理想上,瑜伽會如何在未來的教學裡套用新科技?

7-6 如果你中了樂透

假設你中了樂透,而且可以無限制地投資基金到瑜伽機構,你會投資到哪裡?誰會在那裡教學?那裡會有什麼樣的結構與人體特徵?有什麼樣的課程?當你有一個理想的空間後,你教的瑜伽跟針對瑜伽的願景是否會改變?

參考文獻

- Aiyar, K. Narayanasvami, translator. *Yogatattva Upanishad of Krishna-Yajurveda*. Madhu Khanna, editor of original publication. Madras: Tantra Foundation, 1914. Accessed through PDF. http://www.purna-yoga.ru/en/library/text/ancent/Yoga-Tattva_Upanishad.pdf.
- AZoSensors. "Using sensors to capture body movement." 11 September, 2014. Accessed 3 September, 2020. http://www.azosensors.com/article.aspx?ArticleID=429.
- BBC. "Kitten yoga: the class where you can play with feline friends." Broadcast 22 July, 2018. http://www.bbc.co.uk/news/av/world-44915459/kitten-yoga-the-class-where-you-can-play-with-feline-friends.
- Bender, Courtney. *The new metaphysicals: spirituality and the American religious imagination*. Chicago: University of Chicago Press, 2010.
- Bradley, Richard. *The significance of monuments*. London: Routledge, 1998.
- Brown, J., N. Mindlin and C. Woodford, editors. *The vision of modern dance: in the words of its creators*. Princeton: Princeton Book Company, 1979.
- Donahaye, Guy. "Ahimsa? Practice with Pattabhi Jois – pain and injury." 1 January,

2019. New York: Ashtanga Yoga Shala. Accessed 4 December, 2020. http://www.
ashtangayoga.nyc/pattabhi-jois/2019/8/14/ahimsa-practice-with-pattabhi-jois-pain-and-
injury.

· Geertz, Clifford. "Thick description: towards and interpretive theory of culture," *The interpretation of cultures: selected essays*. New York: Basic Books, 1973, 3-32.

· Holland, Cotter. "Eons before the yoga mat became trendy." *New York Times*, 2 January, 2014. https://www.nytimes.com/2014/01/03/arts/design/yoga-the-art-of-transformation-at-sackler-gallery.html. Accessed 14 June 2020.

· Jain, Andrea R. *Selling yoga: from counterculture to pop culture*. Oxford: Oxford University Press, 2015.

· Laneri, Raquel. "Screw cat yoga — kitten yoga is here, and it's adorable." *NY Post*, 17 April, 2018. https://nypost.com/2018/04/17/screw-cat-yoga-kitten-yoga-is-here-and-its-adorable/. Accessed 14 June 2020.

· Langer, Suzanne. *Philosophy in a new key: study in the symbolism of reason, rite and art*. Boston: Harvard Paperbacks, 1942.

· Loy, D. "What is non-duality?" Talk given at Spirit Rock Meditation Center. *Awakening in service and action: a study retreat on socially engaged Buddhism*, 25 May, 2012.

· Mazo, Joseph H. *Prime movers: the makers of modern dance in America*. New York: Morrow 1977, 157.

· McCurdy, David W. "Using anthropology," In *Conformity and conflict*, 12th Edition, edited by J. Spradley and D. McCurdy, 422-435. San Francisco: Pearson, 2006.

· McGilchrist, Iain. *The master and his emissary: the divided brain and the making of the Western world*. New Haven: Yale University Press, 2009.

· O'Sullivan, Michael. " 'Yoga: the art of transformation' art review." *Washington Post*. 31 October, 2013. http://www.washingtonpost.com/goingoutguide/museums/yoga-the-art-of-transformation-art-review/2013/10/31/774039c0-3da9-11e3-a94f- b58017bfee6c_story.html.

· Rahaim, Matt. "The ban（e）of Indian music: hearing politics in the harmonium," *The Journal of Asian Studies*, vol. 70, no. 3（August, 2011）: 657-682.

· Sears, Tamara I. "From guru to god: yogic prowess and places of practice in early-medi-eval India," *Yoga: the art of transformation*（catalogue）at the Arthur M. Sackler Gallery, Washington: Smithsonian Institution, 2013, 47-57.

· Sloboda, John A. 1991 "Music structure and emotional response: some empirical findings," *Psychology of Music* vol. 19, no. 2（October, 1991）: 110-120. https://doi.org/10.1177/0305735691192002.

· Soundbeam. "History." Accessed 3 September, 2020. http://www.soundbeam.co.uk/history. White, David Gordon. *Sinister yogis*. Chicago: University of Chicago Press, 2011.

· Wikipedia. "Edward Williams, composer." Accessed 3 September, 2020. https://en.wikipedia.org/wiki/Edward_Williams_(composer).

· Wildcroft, Theodora. "Patterns of authority and practice relationships in post-lineage yoga" PhD thesis, London: The Open University, 2018a.

· Wildcroft, Theodora. "Post-lineage yoga." Blog post yoga and thought from Theo Wildcroft, 20 April, 2018b. http://www.wildyoga.co.uk/2018/04/post-lineage-yoga.

優生活 272

當代瑜伽教學

國際知名瑜伽大師親授，從教學到經營，以嶄新的方式實踐理論、技巧與練習

作　　　者── 愛德華·克拉克（Edward Clark）、勞瑞·格林（Laurie A. Greene）博士
譯　　　者── 陳慧瑜
審　　　定── 慢活空間工作坊
校　　　訂── 鍾瑩貞
副 主 編── 朱晏瑭
責任企劃── 蔡雨庭
封面設計── 林曉涵
版面構成── 林曉涵

總 編 輯── 梁芳春
董 事 長── 趙政岷
出 版 者── 時報文化出版企業股份有限公司
　　　　　　108019 臺北市和平西路 3 段 240 號
　　　　　　發 行 專 線── (02)23066842
　　　　　　讀者服務專線── 0800-231705、(02)2304-7103
　　　　　　讀者服務傳真── (02)2304-6858
　　　　　　郵　　　撥── 19344724 時報文化出版公司
　　　　　　信　　　箱── 10899 臺北華江橋郵局第 99 信箱
時 報 悅 讀 網── www.readingtimes.com.tw
電 子 郵 件 信 箱── yoho@readingtimes.com.tw
法律顧問── 理律法律事務所 陳長文律師、李念祖律師
印　　　刷── 勁達印刷有限公司
初版一刷── 2024 年 10 月 25 日

定　　　價── 新臺幣 520 元
（缺頁或破損的書，請寄回更換）

時報文化出版公司成立於 1975 年，並於 1999 年股票上櫃公開
發行，於 2008 年脫離中時集團非屬旺中，以「尊重智慧與創
意的文化事業」為信念。

ISBN　978-626-396-048-0　　Printed in Taiwan

當代瑜伽教學：國際知名瑜伽大師親授，從教學到經
營，以嶄新的方式實踐理論、技巧與練習/愛德華.克
拉克(Edward Clark), 勞瑞.格林(Laurie A. Greene)作. --
初版. -- 臺北市：時報文化出版企業股份有限公司,
2024.03
面；　公分
譯自：Teaching contemporary yoga : physical philosophy
and critical issues
ISBN 978-626-396-048-0(平裝)

1.CST: 瑜伽

411.15　　　　　　　　　　　　　　　　113002940